心のケアの羅針盤——目次

装幀　鈴木巳貴

心のケアの羅針盤

第1章　地域における包括的ケア

1 トレヴィーゾから

一九九三年の夏の終わり頃から、イタリアへ留学した。トレヴィーゾという、ヴェネツィアのラグーナ（潟）へそそぐシーレという川からの、紺瑠璃に光る水路が巡る小さな美しい街に棲んだ。

トレヴィーゾから大学のあるパドヴァへは、ヴェネツィア・メストレで列車を乗り継ぐ。稀に、うまくいくと、四〇分でパドヴァ駅に着く。ヨーロッパの街で、鉄道は新参者であるから、鉄道駅は旧市街を取り囲む城壁の外側に、とって付けたように佇んでいる。旧市街の中心部にはたいがい大聖堂（ドゥオーモ）があるが、ガリレオ・ガリレイが木星の四衛星を発見したという古い塔の横を突っ切ると、パドヴァの旧市街の中心にはボー

（牡牛）の愛称で親しまれている大学本館が現れる。中世から続くイタリアの大学は、街路に溶け込んでいて、キャンパスらしい敷地は少ない。研究室や講堂は、時に古い建造物の一角にあったりもする。

パドヴァ大学は一二二二年に創立された。一六世紀にヴェサリウスを迎え外科解剖学で世界をリードしたこの大学は、その後病理解剖学の父と呼ばれるモルガーニや血液循環を発見したハーヴェイら多数の医学者を擁して、因習に対する反骨と科学的探求の魂を育んでいった。ボーの中には、教会により禁じられていた人体解剖のための階段教室や、ガリレオが講義を行った教壇が、当時のままに保存されている。

慶應の大学院を修了する頃、神経心理学、特に劣位半球損傷後の行動変容を研究していたので、同じ部位の損傷で生じる〝半側空間無視〟の大家である、ミラノ大学のエドアルド・ビジャック教授に留学の受け入れをお願いする手紙を書いた。ところが、ビジャック教授からは、翌年からパドヴァ大学の教授として赴任するとの返事を頂いた。Padova どこだ？　東京でさえ、イタリア料理屋も少なかった時代、もちろんインターネットなどはなく、手紙にあるパドヴァがイタリアのどこにあるかもわからず、世界史のテキストの索引にもない街を探しあてるまでに数日を要した。

ミラノとパドヴァで二重生活を送るビジャック教授からの何度目かの手紙で、トレヴィーゾ出身のジュゼッペ・サルトリ教授を紹介された。学会で出会ったとき、新しいもの好きで多文化を許容する神経心理学者とはすっかり打ち解け、勧められるままに彼の一族が住むトレヴィーゾに部屋を見つけた。結局、県立病院の半地下にあった彼のラボで、留学期間のほとんどを過ごした。

冬も夏も、重く湿った空気が漂うアドリア海からブレンタ川を遡ると、両岸には一六世紀の建築家アンドレア・パッラーディオの設計によるヴェネツィア貴族の夏の邸宅（ヴィッラ）が立ち並んでいる。敗戦国イタリアの戦後も、復興には長い時間を要し、農業地帯であるヴェネト州の地産品は、トウモロコシなどの雑穀と副業の織物であった。田園の中の、川沿いの田舎道を北西へ二〇キロも進むと、トレヴィーゾ県の集落が始まる。トレヴィーゾ訛りのイタリア語は、海に開けた商都で歌うように語らうお喋り好きなヴェネツィア人のそれとは程遠く、ズーズー弁といってもよい口の重い冴えないイタリア語である。

ここから、貧困の中で妹が編んだ色鮮やかなニット製品を兄が売り歩き、世界企業へ発展したベネトンが誕生した。本社を、この北イタリアの小都市に残す理由を問われて、創業者ルチアーノ・ベネトン氏が情報発信は世界中どこからでもできる、発信する中身が大事だから、新しい創造を生み出した地に留まるのだ、というインタビュー記事をみつけて、励まされたことを覚えている。留学中の、明けない夜の霧に包まれたような日々の中で、人びととの出会いや専門外の読書体験などがインスピレーションを誘い、それが新たな人生の羅針盤となることがある。この地域からは他にも、スキー靴のノルディカ、電気製品のデロンギ、革製品のボッテガヴェネタなど、辛抱強い北国の文化からイタリアらしいハイセンスな製品が創出された。イタリアにとっての戦後が終わったコルティナ・ダンペッツォでの冬季オリンピック以降のことである。ティラミスも、その頃トレヴィーゾの小さなレストランで生まれた。

パドヴァ、ヴェネツィア、トレヴィーゾなどのヴェネト州東部の街から、トウモロコシやヒマワリ畑の上を突っ切るA４と呼ばれるアウトストラーダを東へ向かってイタリア式に飛ばすと、一時間そこそこで国境の町トリエステに着く。当時のトリエステの東側は、ただの国境ではない。チャーチルが〝鉄のカーテン〟と呼んだ東西分断の南端の街であり、ここにＮＡＴＯ軍は基地を構え精鋭を配備した。フランコ・バザリアによる精神医療改革は六〇年代に、この西欧の最果ての地で始まった。

一九七八年のイタリア共和国一八〇号法、いわゆるバザリア法で精神病院の廃絶が進められていることは、当時の日本の精神科医も仄聞していた。しかし、人口の密集した大都会東京の精神病院に勤め、多数の保護室のある病棟で、急性期治療といえば隔離や身体拘束する日々を送っていた身には、精神病院のない精神医療など想像もつかなかった。帰国迄には、精神病院がないとされるイタリアの精神医療をじっくり見てやろうと思いつつも、システムの全貌をとらえる情報が集まりだしたのは、帰国も間近になってからであった。

バザリア法による精神病院の廃絶は、まず再入院の禁止から始められた。しかし地域に出た患者の支援やリハビリテーションに関する方針や国の予算付けは一切ない。各州の自治による医療政策は、トリエステのような例外を除いて混乱を招き、世界各地から地域ケアの専門家が自薦他薦で自らの地域ケアのノウハウを売り込みに来ていて、イタリア各地でさまざまなセミナーが開かれていた。

イアン・ファルーン教授もそうした一人であった。彼をよく知るフリウリ・ヴェネツィア・ジューリア州スピリンベルゴの精神保健センター長ピアーニ医師から、本当に素晴らしいから、日本へ帰る前に絶対会っておくように、と紹介された。トリエステの隣町でバザリアの精神医療改革を生で体験した経験豊かなピアーニ医師は、読み込んだイアンの著書を手に、理念に走ったイタリアの改革にはエビデンスに基づく方法論が欠けている、と語っていた。スピリンベルゴのセンターを一緒に訪ねた村上雅昭教授からも強く促されて、見知らぬニュージーランド出身のイアンとファックスで互いの都合を連絡しあったが、ようやく予定があったのは九五年三月七日という帰国当日のことだった。

トレヴィーゾ駅から朝一番の直通列車でミラノ中央駅へ向かい、駅舎の横から出るマルペンサ空港行きのリムジンバスを待つ小一時間に落ち合おう。あてにならないイタリアの鉄道が、この日は珍しく時刻どおりに走ってくれた。大荷物を担いで行き止まりの線路の端まで行くとprof. Masafumiと書かれた紙片を掲げている、鋭い視線で遠くを探している神経質そうな男が立っていた。

リムジン乗り場前のバールで、イアンは初対面の若造にピアーニ医師から紹介されたIntegrated Mental Health Care(1)に書かれたバッキンガムシャでの経験、これから始めようとしている国際共同研究ＯＴＰ（Optimal Treatment Project）の構想をほぼ一方的に語った。イアンは研究への参加を熱心に勧めてくれた。治療、という概念を共有できそうな匂いに引き付けられ、まずは「インテグレイテッド」の邦訳を試みることを約束して、連絡を取り合おうと言って別れた。留学生活の最終日は、精神機能の回復を目指す包括的アプローチに取り組むことになる、出発の日となった。

八〇年代から九〇年代の後半は、それまで薬物療法一点張りであった統合失調症をはじめとする精神疾患の治療において、生活技能訓練や家族心理教育をはじめとする心理社会的支援に専門家の関心が向き、精神疾患治療に要するさまざまな技法が考案され始めていた。薬物療法でも、非定型抗精神病薬であるリスペリドンやオランザピンが新発売された頃であった。諸外国では、家族に対する心理教育やストレスマネジメント等の支援が拡大していて、単に抗精神病薬だけを処方する通常の外来治療と、包括的な家族も含めた支援を行うプログラムが二重盲検で繰り返し比較され、再発率をアウトカムにしたその差は包括的治療が通常治療を圧倒した。イアンは一九八二年に家族心理教育研究の嚆矢となる論文をNew England Journal of Medicine誌に発表し、それが彼の出世作となった。その後世界の各地で続々と類似の研究がなされ、特に家族や支援者のストレスマネジメントを含む包括的なアプローチこそ、統合失調症の再発率の低下に欠かせないことは、九〇年代には既に揺るぎないエビデンスとなっていた。

その邦題は、「包括的」と日本語に訳しても、専門家でも意味が分からないから、という編集者のアイデアにより、『インテグレイテッドメンタルヘルスケア』となった。バッキンガム・プロジェクトと称する英国オックスフォード郊外でイアンが実践した包括的アプローチの実践的なまとめであり、医学的結果のみならず医療経済的な分析までなされていた。包括的とは何か？　それは本編でじっくり解説する。それにしても、これほどエビデンス豊富な包括的治療が、なぜ日本では臨床場面で実践されないのか。なぜ薬物処方だけの五分間診療に満足していられるのか、なぜ再発を繰り返し長期入院に至る目の前の患者に新たな治療的アプローチを供さないのか。一〇年程度のキャリアしかない精神科医には、読み進めるほどに、日本の保険制度や、病院と地域の分断などが理不尽なものとしか映らなくなっていた。

第一章では「地域における包括的サポートプログラム Optimal Treatment Project（ＯＴＰ）による統合失調症のリハビリテーションについて」と題する一九九九年に専門誌に投稿し刊行された論文をもとに、〝精神障害にも対応した地域包括ケアシステム〟という概念が生まれる二〇年以上も前に、筆者らが細々と試行した包括的地域ケアモデルの原型を紹介したい。

Optimalとは、辞書によれば、最適な、最善の、と訳されている。なぜbestとしなかったかをイアンに質問したことがある。精神科に限らず、医療サービスの提供は国により、地域により、サービス内容も人員も異なる。薬剤ひとつでも、それを処方できる国とできない国がある。訪問サービスにしても、制度上の存否に加えて、地勢的に困難な地域もある。理想的な形を求めつつも実行可能なサービス内容を持ち寄った最適なサービスの組み合わせが、現行の通常診療よりも、より優れた治療予後が得られることを実証するための研究プロジェクトがOTPであり、これはその時点、時代なりの至適な精神科サービスの社会実装実験でもあった。当時は、日本では訪問看護もまだ一般的ではなかったし、医療サービスと福祉や介護のサービスに、連携という発想は乏しかった。そもそも連携や紹介などサービスをつなぐ行為に保険点数はつかなかった。精神疾患の地域ケアのネットワークをつくるには「地域保健法を改正しない限り無理」と、厚生省の技官から指摘されたこともあった。

筆者らも参加したこの包括的治療プロジェクトの国際共同研究の結果は、当時刊行されたばかりの、しかし今日では世界中の精神科専門誌の中で、インパクトファクター最高点を獲得しているWorld Psychiatry誌に二〇〇四年に掲載された[2]。

注

（1） Integrated mental health care（1993）は、丸山晋先生のご理解を得て、村上雅昭先生、野中猛先生との監訳『インテグレイテッドメンタルヘルスケア——病院と地域の統合をめざして』として中央法規出版から刊行（一九九七年）された。

（2） Falloon IRH, Montero I, Sungur M, Mastroeni A, Malm U, Economou M, Grawe R, Harangozo J, Mizuno M, Murakami M, Hager B, Held T, Veltro F, Gedye R, and the OTP Collaborative Group. Implementation of evidence–based treatment for schizophrenic disorders: two–year outcome of an international field trial of optimal treatment. World Psychiatry 3, 104–109, 2004.

（書下ろし）

2　OTP（Optimal Treatment Project）：地域における包括的サポートプログラム

九〇年代は、わが国における統合失調症の治療において、生活技能訓練をはじめとする認知行動療法的技法が臨床場面においても、その必要性や有効性が次第に認識されるまさに黎明期にあった。加えて心理教育や家族教育、家族療法、ケース・マネージメント的な取り組みなどに関する知識や方法論が普及しはじめていた。

また生活支援センターや援護寮、グループホームなどの社会復帰をめざす資源やそれを支える訪問看護などの保険点数化、非定型抗精神病薬の導入なども次第に進み、本邦における地域中心型の精神科医療を展開するための基盤の準備が、個々には次第に整いつつあった。

しかし、統合失調症やその関連疾患のリハビリテーションにあたっては、これらの治療手段が包括的かつ統合的に、できるだけ各当事者の希望や意思を反映した特異的な内容で提供されることが重要であり、それによって最も効果的かつ効率の良い治療システムが成り立つことになる。

ＯＴＰ（Optimal Treatment Project）は、統合失調症のみならず広く精神疾患の治療における効果的で効率の良い臨床プログラムを発展させ、早期発見および早期介入と、精神疾患の諸症状の消失あるいは生活障害やハンディキャップの解消に至るまでの、各時点各状況において最も適切な治療を提供することを目指す包括的治療プログラムである。イギリスのバッキンガムシャにおいて、イアン・ファルーンとグレイン・ファッデンが中心となって行った徹底的な包括的地域介入により、統合失調症の発症率を予測値より大幅に下げられた経験をモデルにしている（文献３、５）。九〇年代後半からは、国際共同研究プロジェクトとしても世界各地において以下に述べるような包括的治療・支援プログラムを実施し、その成果を比較検討してきた（文献４、９）。

筆者らは、このプログラムが、日本においても統合失調症をはじめとする精神疾患に対する地域中心型の包括的治療アプローチが展開されていく中で、地域支援モデルとなりうることを期待しつつ、その第一段階として、精神科病院退院後の若年例を中心にＯＴＰによる支援を実施し、実際上の技法についても検討を加えた。

本稿では、ＯＴＰの基本的枠組みについて説明した上で、プログラムの内容と実施過程や、本邦において実施する際の問題点・課題などについて検討したい。

ＯＴＰ（Optimal Treatment Project）

八〇年代以降、欧米を中心に統合失調症に対する心理教育や家族教育をはじめとする心理社会的介入の有効性については、ファルーンらの研究をはじめさまざまな類似の検討がなされ、継続的な認知行動療法的家族介入が再発防止に有効であるとの報告が次々となされた（文献1、2、6－8、11、12、15－18）。ファルーンらは二重盲験法による比較研究で、当事者中心よりも援助者中心のストレスマネージメントが統合失調症の再発防止により有効であることを示し、当事者を含めた家族単位での包括的な認知行動療法的家族介入を提案した（文献2）。

ＯＴＰの基本原理は、統合失調症の再発モデルとして広く受け入れられている脆弱性－

ストレスモデルに則っており、統合失調症に対する治療的あるいは医学的リハビリテーションの視点から、生物学的脆弱性を補い心理環境面のストレスに対処する適切なアプローチを包括的に実施することをめざしている。ここでは表1に示す、OTPの基本骨格を簡潔に解説する。

表1に示すように、サービスモデルと治療プログラム内容に分けて説明したい。

サービスモデル

(一) 早期発見・早期介入

近年諸外国の精神科サービスが力を入れ始めていることのひとつは、広い意味での精神疾患の早期発見・早期介入である。統合失調症の幻聴や妄想などの陽性症状が生じてから生涯初めて専門医による治療を受けるまでの期間をDUP(Duration of Untreated Psychosis：精神病未治療期間)と呼ぶ。治療開始の遅れを意味する数値である。第4章で詳しく述べるが、この間未治療の状態が続き、次第に社会機能が低下し、学校や職場でも適応しづらくなっていく。最近の研究によれば、この間にも脳の実質の萎縮が一段と進んでいくという。

表１　Optimal Treatment Project（OTP）の基本骨格

サービスモデル

1. 早期発見・早期介入
2. 多職種チームモデル　当事者・家族・専門家
3. 継続的な目標設定アセスメント
4. アウトリーチサービス
5. 双方向の心理教育

治療プログラム

1. 生物医学的治療
2. 家族内でのストレスマネジメント
3. 多彩な認知行動療法
4. 支持的な雇用

この期間が短縮されれば、少なくとも数年単位の短期予後は改善され、何よりも早期に受診することで、本人が一人で悩んだり苦しんでいる期間が短くなるのである。しかしそれは精神科サービス専門家の努力だけでは達成されない。もちろん精神科医が初期症状に対する診断能力を研ぎ澄ますことは重要であるが、市民の理解・知識の獲得を促すことも重要である。そのためには学校保健のメンタルヘルス関連の充実を図る必要があるだろう。さらに大事なのは、医療のゲートキーパーである、家庭医（一般開業医）や地域の保健師などが精神疾患の初期症状の診断と加療に習熟し、必要な場合には二四時間いつでも専門医に連携がとれるというサービスシステムをつくる必要があるだろう。長期入院を解消するには、まずは予防が大事である。この点については、後述するみなとネット21で、メルボルンのマクゴーリらのモデル（文献10、13）を取り入れて、地域における早期介入を実現していく方法を検討した。

（二）多職種チームモデル

ＯＴＰの治療チームは、各ケースに対して医師・看護師、精神保健福祉士、心理臨床家など多職種から構成される。大切なことは、この多職種チームは単なる専門職の集まりではなく、基本的には全員が認知行動療法的家族介入などに関して一定水準の技能を持っていることである。すなわち各自の専門技能に加えて、自分の専門以外のさまざまな技能や知識に関しても各スタッフは十分な訓練を受けて、治療チームの一員として必要な技能を常に一定水準に保つことが求められる。複数の専門職が関わることで、ケースのより客観的・多面的なアセスメントが可能となり、各スタッフの負担感の軽減も可能となる。もちろん、より専門的な内容に関してはチーム内の専門家を頼ることになる。

ＯＴＰの家族セッションでは原則的に家族員全員の参加を求めている。全員参加の原則は日本人特有の家族心性にとって心理的侵襲となったり、家族機能の自然修復力を却って損ねることが危惧されるが、筆者らの経験ではこれまでのところ問題とはなっていない。

むしろ参加する家族を、いわばそのケースについての極めて専門的な治療者に育て上げていくことを大きな狙いとしている統合型プログラムでは、家族内に治療上のコアとなり他の家族員をリードできるような家族員が次第に育ち、家族としてのエンパワーメントにつながっているようにも思われる。

（三）継続的なアセスメント

統合的な介入に当たっては、当事者・家族双方についての生物医学的・心理社会的両面からの持続的アセスメントが重要である。ＢＰＲＳ（Brief Psychiatric Rating Scale）を一部改変した拡大版の他、ＯＴＰで独自に開発したCommunity Health Record、精神症状評価尺度であるＣＰＳ―50（Current Psychiatric Status-50）などが用いられる。Community Health Record はイギリスのバッキンガムシャにおける地域介入プログラムで実際に使用されている記録用紙を改変したものである。三ヶ月毎にこれらの評価を繰り返して、その結果を新たな治療目標に向けて介入プログラムにフィードバックし、各ケースの特性に応じたプログラムの維持に役立てる。薬物の副作用に関しても半構造面接を用いてアセスメントすることにより、総処方量の削減と治療プログラムの項で示すような理想的用量の向精神薬の処方へとつなげることができる。

(四) アウトリーチサービス

アウトリーチとは、要は往診であるが、かつて筆者が精神科医になるより少し昔の往診の多くが、患者を強制的に移送、入院させる手段であったことから、往診とは呼ばないことになっているのだろう。ACT(Assertive Community Treatment)は欧米の各地で行われているが、地域により実施内容は異なっている。ここでAssertiveとは〝積極的な〟という意味であるが、これは当事者側からの来訪を待つのではなく、サービス側が積極的に出向いていく、すなわち訪問型のサービスによる治療を意味している。

実際に家庭訪問をしてセッションを行うと、さまざまなメリットがあることに気がつく。家族間や職場における多様なストレスに対して、直接にその当事者間の調整が可能となる。いわば「いまここで」の〝in vivo〟の介入が可能になるわけである。認知機能障害を持つ当事者にとっては、認知行動療法的介入ひとつでも、その場で行い、その場で行動修正をはかることは、きわめて理解しやすく効果的である。

しかし定期的な複数のスタッフによる訪問については、「ご近所の目もあるから」というようなスティグマに関連した理由で断わられたり、時には「病院の方が広くて落ち着いて話ができる」と言われ、家族が訪問には応じない場合がある。特に前者は本邦に限った問題ではないが、いずれも医療機関の面接室や診察室等を家族の居室に見立ててセッションを行うなどの柔軟な工夫が必要となる。言うまでもなく、本人と家族の〝生活の場〟に直接立ち入ることでもあり、それがもたらすさまざまな影響に常に十分な配慮を要する。

（五）双方向の心理教育

当事者や家族に対しての心理教育は、原則的にはＯＴＰ導入の冒頭に数セッションかけて行われるが、必要に応じて適宜繰り返されることが重要である。学習した知識は、誰しも時間とともに忘れてしまう。この際一方的な知識の提供ではなく、十分な精神療法的配慮を添えることは言うまでもない。テキストやビデオなどを用いて参加者の注意を引く工夫が大切である。家族教室というと、スクール形式に並べられた机に受講者が座り、講師の話を聴くことが多い。これは一般的な情報伝達であり、日本人の場合は質問も活発に出ないし、聴衆はどこかで聞いたことのある話を繰り返し聞かされることになる。ＯＴＰでは、個別の家族に対して家族員全員に参加してもらい当事者・家族と専門家の双方向の心理教育を行うことを原則としている。それにより家族は遠慮なく、各当事者の症状の特性などにあわせて、気兼ねなく具体的な話をすることができ満足度が高い。家族の感情表出（ＥＥ：Expressed Emotion）の低減にもつながる。

治療プログラム

ＯＴＰの基本原理のひとつは、統合失調症の再発モデルとして広く受け入れられている脆弱性－ストレスモデルに則っており、統合失調症に対する治療的あるいは医学的リハビリテーションの視点から、生物学的脆弱性を補い心理環境面のストレスに対処する為の適切なアプローチを統合的に実施することをめざしている。

前述のとおり、八〇年代以降、統合失調症に対する心理教育や家族教育をはじめとする心理社会的介入の有効性については、さまざまな類似の検討がなされ、欧米を中心に継続的な認知行動療法的家族介入が再発防止に有効であるとの報告が多数なされている。

（一）生物医学的治療

薬物療法についてはリスペリドン、オランザピンなどの非定型抗精神病薬の処方が奨励されることは言うまでもない。しかしながら従来型の定型抗精神病薬が処方されている場合でも、十分に少量であれば、非定型薬への処方変更に伴うデメリットを考慮し、無理に置換する必要はない。錐体外路症状をはじめとする副作用を定期的にきちんと評価することが大事である。また処方する側と服用する立場では、副作用の心配な点も異なる。そうした意味でも個別のニーズに十分こたえられるような処方を工夫することが求められる。

(二) 家族内でのストレスマネジメント

本人及び家族の対処技能を強化する目的で「問題解決技能」の訓練がある。ここで家族とは、必ずしも同居する親族という狭義の家族を意味しているのではない。生活施設に入所していれば同室などの仲間や、職場の同僚もこれにあたる。近年では精神障害者の就労も増えており、一般の同僚と双方のストレスマネジメントが重要になる。

「問題解決技能」の習得はOTPで最も重視される技法のひとつである。問題解決技能の訓練は、話し合いの過程と方法を本人と家族に訓練することにより、家族内で日常的に問題となるような緊張や葛藤を処理していく方法を習得させるものである(図1)。家族員や身近な支援者に対する支援が適切に行われることで、彼らの感情表出がコントロールされ低減されると、当事者が感じる身近な人からのストレスが減少する。この循環が脆弱性を補完し、再発予防に非常に有効であるとされている。

(三) 多彩な認知行動療法

同じ診断であっても精神症状がさまざまに異なるように、コミュニケーション技能を個別に評価すると、各当事者や各家族により訓練を要する課題が異なる。そこで個別の課題

問題解決シート（記入例）

ステップ１：問題点と目標は何ですか？

ここに自分たちの言葉で問題点と目標を正確に書けるまで話し合いましょう。
よりはっきりさせるため，互いに質問をしましょう。大きな目標は，小さく分けて考えましょう。

問題点：　台所がきちんと片づかない

目　標：　洗い残しの食器をためないようにしよう

ステップ２：考えられる，さまざまな解決方法をリストアップしましょう―ブレインストーミング

あらゆるアイデアを自由にあげてください。あまりよくないと思われるものでも構いません。
周りの人にも助けてもらいましょう。このステップではそれぞれの利点・欠点については話し合わないでください。

1．お母さんが全部の食器を洗う

2．太郎と花子が順番にする

3．お父さんが全部の食器を洗う

4．食器洗い機を買う

5．各自が自分の食器を洗う

6．ホームヘルパーを頼む

ステップ３：リストアップしたすべてのアイデアの利点と欠点を，みんなで検討しましょう

アイデアそれぞれの利点と欠点を簡潔に話し合いましょう。メモを取る必要はありません。

ステップ４：最も適切で，実現可能と思われる解決方法を選びましょう

利用できる資源（時間，技能，お金，その他）のことも考えながら，最も適切かつ容易にできる解決方法を選び出しましょう。

毎食後，食器洗いを順番にする

ステップ５：ステップ４の解決方法をどのように実行していくか，具体的な計画を立てましょう

必要な資源を用意し，どのように対処するか計画を立てましょう。
難しいステップはロールプレイで練習しましょう。

1．毎食後10分以内で食器を洗う

2．太郎のときはお母さんが手伝ってあげる

3．太郎は花子からフライパンの上手な洗い方を習う，明日の午後に

4．明日から，お母さん→花子→お父さん→太郎の順番で洗う

進行状況を確認する日：次の日曜日の午後２時，家族ミーティングで

ステップ６：計画の実行過程を振り返りましょう

各自の努力を褒め合いましょう。各ステップでの過程を振り返ります。必要があれば計画を練り直したり，別の解決方法も検討したりしましょう。問題が解決され，目標が達成できるまで，問題解決技法を繰り返しましょう。

太郎はとてもよくがんばった，でも時間は15分くらいかかってしまったようだ

フライパンは教わった以上に上手に洗えた！

より手際よくできるよう，これから１か月続けてやってみよう

「リカバリーのためのワークブック」中央法規出版，2018年

図１　問題解決シート『リカバリーのためのワークブック』134頁、中央法規出版、2018年

に対しては、「積極的な傾聴の仕方」、「上手な頼み方」、「生活スケジュール表」などの種々のツール（文献14）を用いて行動面の修正を図り、家族全体の対処技能の向上を目指す。実際の家族セッションでは、これらの包括的な介入を、個々のニーズに最適な形で支持的に展開する。認知行動療法も感情表出を下げるうえで、重要な治療的働きかけである。

（四）支持的な雇用

就労は誰もが望む社会参加のもっとも基本的な形であろう。独立した個人の尊厳をたもつうえで、就労能力の再獲得は精神科治療におけるもっとも重要な課題である。ＯＴＰは精神障害の治癒を目指すものであり、完全な社会復帰を目指している。その過程において、さまざまな支持的雇用の経験を積むことも有意義であろう。就労を目指すうえでは、作業分析を重ねて当事者のスキルを評価し、科学的な方法論に基づいたリハビリテーションを行っていくことが求められる。

本邦における適応と問題点について

以上がＯＴＰの骨子であるが、その実施に際しては包括的な介入が個々のニーズに最適な形で展開されることが重要である。このために臨床上の配慮と構造上の工夫ともいえるいくつかの特徴がある。

導入時の工夫

以上に示された継続的な認知行動療法的家族介入がいかに再発予防に寄与するかを本人や家族に対して入院中もしくは外来維持の早い時期に伝え、これを本人やその家族が希望した際にはすみやかに介入を開始する。

構造上の工夫

・家族単位での実施：ＯＴＰは当事者の集団や家族の集団を対象とするのではなく、各家族別に治療的介入を行う。これにより当事者とその家族のコミュニケーションの能力や情報処理レベルに則した介入が可能となり、セッション実施中に、当事者・家族の主観的・客観的反応を治療スタッフがより把握できるようになる。

・家族員全員参加の原則：当事者のみならずその全家族構成員にセッションへの参加を求める。家族がセッションに参加すれば、実際に生活しているうえでストレスとなっている生の問題を取り上げることが可能となり、その軽減が期待でき、また家族の当事者に対する感情表出を直接改善するように介入することが可能となる。さらに障害や治療に対する家族の側の認識をスタッフが把握し、これに基づいた家族への治療的介入が可能となり、最終的には家族が治療者の一員として機能することが期待できる。セッションを実施する中で、家族員の誰かを、その家族特有の専門的〝治療者〟に育て上げていくという過程は、このアプローチの最重要点のひとつであり、この為治療者の直接的介入は最少限に抑えている。

・自宅訪問の原則：セッションは治療チームの訪問により、原則として当事者宅で行われる。

・緊急介入：セッションの間隔はケースにより異なるが、必要に応じて緊急介入を行う。またスタッフは携帯電話を持ち、二四時間のコンタクトを保証している。

このように認知行動療法的家族介入による包括的な地域ケアを実践していくにあたっては、本邦において独自の問題となるさまざまな事項について配慮し検討したうえで、適切な変法を工夫していく必要があろう。

定期的な複数での訪問については、「ご近所の眼もあるから」というようなスティグマに関連する課題や日本の住宅事情の問題があるのは、前述したとおりである。訪問は、当事者や家族の生活実態を間近に見て、家族内の問題が生じる現場において問題解決を行うことを可能とし、治療者側の視点からは非常に有効である。しかしながら言うまでもなく、本人と家族の〝生活の場〟に直接立ち入ることでもあり、それがもたらすさまざまな影響に常に十分な配慮を要する。家族員全員の参加が望ましいことは前述したとおりである。

制度に関連した問題も挙げられる。本邦では、欧州の一部の地域でみられるような家庭医制度もなく、いわゆるホームドクターも定まらない世帯も多い。また精神科単科病院を中心にみてもいわゆる診療圏は明確ではない。こうした中で、一次医療圏における精神科専門医の役割は、狭義の精神科領域に限られることが多く、積極的な意味での地域内や病院診療所間での連携は無きに等しい状況にある。本論で示したような包括的なアプローチを行い、それを有効に機能させるには、地域において、家庭医や保健師、訪問看護を行う看護師、ホームヘルパー等と精神科の多職種からなる専門家チームとの間にネットワークとも呼ぶべき綿密な連携が必要である。また本格的な運用に際しては医療経済面の保障も必要となるが、以上に述べたような形での多職種による認知行動療法的家族介入に対しての保険適応も考慮される必要があろう。

さらにスタッフの養成にかかるコストや時間も重要な課題である。チームのスタッフ全員がこれまで以上に統合失調症の地域ケアに関して、また再発予防に向けての個別の家族に対する適切な介入のテクニックに関して、十分な教育と訓練を受け、科学的根拠を示された最新の方法論を常に習熟していることが求められる。これは本邦に限らず一般的な問題であるかもしれない。

統合失調症治療におけるＯＴＰの意義と課題

以上に述べてきた状況を考えると、包括的家族サポートシステムを外国で実施されているままの形でわが国において今すぐに地域で運用するには幾多の問題がある。しかし、一方でＯＴＰのような包括的家族サポートシステムによる統合失調症の再発予防を目的としたアプローチは、統合失調症の外来維持療法としてきわめて有効であることが、さまざまな文化圏からの異なる研究者により実証されている。

それにもかかわらず、このような包括的アプローチが一般的治療として浸透していくことを困難にしている理由は、上述したようなわが国に独自の問題に加え、スタッフの養成にかかる時間と費用の問題をはじめとした医療経済面の問題も大きい。

本邦においても精神科病床削減や療養型への移行が進む中、地域における精神医療の果たすべき役割は一段と増しているが、今後このような地域中心型のリハビリテーションを発展させていく上での課題と問題点として二つの点を指摘したい。

第一点は、このような多職種が参加する治療チームの在り方が、精神保健の地域ネットワークとしてどのように発展し応用されていくかという課題である。病院診療所間の連携や著しく増加している高齢単身の精神障害者への地域におけるサポートの問題も、このようなネットワークの発展により、ある程度対応可能であることも期待できよう。もう一点は、ＯＴＰのような包括的アプローチの中心になっている認知行動療法において用いられるさまざまな技法の有効性についての医学的検証と、さらに優れたリハビリテーション方法の開発の必要性を強調したい。認知行動療法については、その神経科学的意味づけは未解明であり、有効性についても各技法についてさまざまな意見がでている段階である。統合失調症の原因と治療に関する生物薬理学的知見を臨床的に実りあるものとするには、社会生活の改善に直接つながる領域特異的な働きかけが必須であり、狭義のリハビリテーション理論の一層の発展が望まれるところである。

いずれにせよ、各地域の実状に合わせた包括的なアプローチが広く実践されていくことが期待される。

文献

1 Falloon IRH, Boyd JL, McGill CW et al. Family management in the prevention of exacerbations of schizophrenia: a controlled study. N Engl J Med 306, 1437–1440, 1982.

2 Falloon IRH, Williamson M, Razani J et al. Family versus individual management in the prevention of morbidity of schizophrenia, I: clinical outcome of a two–year controlled study. Arch Gen Psychiatry 42, 887–896, 1985.

3 Falloon IRH & Fadden G. Integrated mental health care. Cambridge University Press, Cambridge, 1993.（イアン・R・H・ファルーン、グレイン・ファッデン著、水野雅文、丸山晋、村上雅昭、野中猛監訳『インテグレイテッドメンタルヘルスケア――病院と地域の統合をめざして』中央法規出版、一九九七年）

4 Falloon I, Morosini P, Held T et al. An International evidence–based approach to the optimal treatment of schizophrenic disorders. 6th World Congress of World Association for Psychosocial Rehabilitation. Abst.54, 1998.

5 Falloon I, Coverdale JH, Laidlan TM et al. Early intervention for schizophrenic disorders. Br J

Psychiatry 172 (suppl.33), 33–38, 1998.
6 Goldstein MJ, Rodnick EH, Evans JR et al. Drug and family therapy in the aftercare treatment of acute schizophrenia. Arch Gen Psychiatry 35, 169–177, 1978.
7 Hogarty GE, Anderson CM, Reiss DJ et al. Family psychoeducation, social skills training and maintenance chemotherapy in the aftercare treatment of schizophrenia, I: one-year effects of a controlled study on relapse and expressed emotion. Arch Gen Psychiarty 43, 633–642, 1986.
8 Hogarty GE, Anderson CM, Reiss DJ et al. Family psychoeducation, social skills training and medication in schizophrenia: the long and the short of it. Psychopharmacol Bull 23, 12–13, 1987.
9 Ivarsson B, Malm U, Ventura J et al. Assessment of the clinical, social, family and economic benefits of evidence-based treatment strategies in clinical practice. 6th World Congress of World Association for Psychosocial Rehabilitation. Abst. 55, 1998.
10 パトリック・D・マクゴーリ、ヘンリー・J・ジャクソン編著、鹿島晴雄監修、水野雅文、村上雅昭、藤井康男監訳『精神疾患の早期発見・早期治療』金剛出版、二〇〇一年。
11 Leff JP, Kuipers L, Berkowitz R et al. A controlled trial of social intervention in the families of schizophrenic patients. Br J Psychiatry 141, 121–134, 1982.
12 Leff J, Berkowitz R, Shavit N et al. A trial of family therapy versus a relative's group for schizophrenia, two year follow-up. Br J Psychiatry 157, 571–577, 1990.
13 J・エドワーズ、P・D・マクゴーリ著、水野雅文、村上雅昭監訳『精神疾患早期介入の実際――早期精神病治療サービスガイド』金剛出版、二〇〇三年。
14 水野雅文、藤井千代、佐久間啓、村上雅昭編『リカバリーのためのワークブック——回復を目指す精神科サポートガイド』中央法規出版、二〇一八年。
15 Tarrier N, Barrowclough C, Vaughn C et al. The community management of schizophrenia: a controlled trial of a behavioural intervention with families to reduce relapse. Br J Psychiatry 153, 532–542, 1988.
16 Tarrier N, Barrowclough C, Vaughn C et al. The community management of schizophrenia: a two–year follow–up of a behavioural intervention with families. Br J Psychiatry 154, 625–628, 1989.
17 Xiong W, Phillips MR, Hu X et al. Family–based intervention for schizophrenic patients in China: randomised controlled trial. Br J Psychiatry 165, 239–247, 1994.
18 Zhang M, Wang M, Li J et al. Randomized controlled trial of family intervention for 78 first-episode male schizophrenic patients: an 18-month study in Suzhou, Jiangsu. Br J Psychiatry 165 (suppl.24), 96-102, 1994.

本稿は、イタリアから帰国直後に、村上雅昭、三浦勇太、渡邊衡一郎、田辺安之、イアン・R・H・ファルーンらと、共同で行った仕事が土台となっている。改めて感謝申し上げる。

積極的傾聴、問題解決技法などの実際については、拙著『リカバリーのためのワークブック』（中央法規出版）を参照されたい。

3 みなとネット21の試み

みなとネット21は、NPO法人として東京都港区に本拠を置き、多職種チームによる精神障害者とその家族に対し、科学的エビデンスに基づいている（evidence-based）統合的アプローチをケース・マネジメントの手法を用いて、OTP（統合型地域精神科治療プログラム）を展開している。本稿では「みなとネット21」を立ち上げた背景と経緯、コンセプトなどを紹介する。

「みなとネット21」立ち上げの背景と経緯

みなとネット21は、地域における精神保健福祉活動を、医療・保健・福祉のモデルのもとに統合的に実践することの可能性を追求するために展開された実証研究に端を発している。

近年わが国でもようやく地域中心型の精神科サービスの必要性が認識され、脱施設化の動きも具体的になってきた。ところが本邦では、地域において精神障害者を支援するための社会資源（生活支援センター、援護寮、グループホーム、デイケア、就労支援事業所、開業医、保健所など）が不足している上、それぞれの連携の不足が指摘されている。

そのため、多くの当事者が時には片道一、二時間かけて退院した病院へ通院したり、病院付設のデイケアへ通っているという現状がある。みなとネット21が本拠を置く東京都港区の場合、精神科関連の社会資源は都の西部にあたる八王子や多摩地区に偏在しており、二三区内、特に都心部には少ない。

精神症状の増悪に伴いいったん入院して病状が回復し、主治医との関係性も築かれ、リハビリテーションを行うという段になっても、入院先の精神保健福祉士には自宅近くの社会資源の情報が乏しい。時には入院中に信頼関係が構築された主治医の勤務する病院へは、四〇キロの道のりを通院しなければならないことになる。

これでは通院が億劫になったり、リハビリが続かないのは当然の帰結であり、治療のコンプライアンスが悪いのも無理はなかろう。東京は東西に長い。精神科の社会資源の偏在は著しく、隅田川の東側、江戸川との間のいわゆる東部地区には入院施設が極めて乏しい。都市の資源配置のアンバランスを短期間に解消することは難しいが、今後はデジタル技術を用いたネットワークを活用して情報をやりとりし、空間上の課題を乗り越える工夫などをしていく必要があるだろう。

地域において精神障害者をケアするには、乏しい資源でも情報を集めこれらの資源を有機的に連携させるネットワーキングが必要になる。また利用者の側に立てば、専門家や専門施設を一ヶ所訪れることで、精神保健福祉に関するすべての情報が得られる機能（ワンストップサービス＝one stop service）を備えたサービスが望ましい。各国の医療制度、特に精神科サービスには差異があるため、地域精神科医療サービスを展開しようとするとき、諸外国のそれぞれの状況の中で整えられたサービスをそのまま導入しても、わが国の当事者の満足を得られるような日本独自の文化や風土に合ったサービスにはならない。しかしワンストップサービスのような機能は、どこの国でも望まれるサービスだろう。

みなとネット21は、このように地域中心型精神医療福祉モデルの本邦における実現可能性を模索する中で活動を始めた。

一九九八年に村上雅昭教授を中心とする明治学院大学社会学部附属研究所を拠点に、慶應義塾大学医学部精神神経科の包括的治療研究班のメンバーとともにOTPを地域で実施していくためのセンターを立ち上げ、都心部における地域精神医療福祉ネットワークづくりの臨床実践を開始した。当初は、明治学院大学社会学部附属研究所の研究プロジェクトの資金を得て、ボランティアとして参加する精神科医・看護師・保健師・精神保健福祉士・心理士ら精神保健福祉の専門家を募り、多職種チームを形成した。

いわば研究者仲間による任意のボランティア団体であったが、みなとネット21は、二〇〇一年には東京都から精神障害者医療福祉を主活動内容とする特定非営利活動法人として認証された。その後は港区六本木にある旧港区立中学校校舎の一教室を港区の支援により賃借し、そこを拠点として活動してきた。みなとネット21は、二〇〇三年の第九九回日本精神神経学会総会において「統合失調症に対して、医療と保健福祉を統合したevidence based な包括的アプローチを、他職種チームにより、アウトリーチとケース・マネジメントの手法、認知行動療法などの具体的な技法を用いて、約五年前より東京都心地域で実践している。日本に先例のない地域精神医療の方法であり確実な地域効果を挙げている。また、NPO法人としてアドボカシー機能も果たしており、病院、診療所や社会福祉施設と連携を図り、当事者が二一世紀に生き生きと生活できる戦略を提示している」とされ、第五回精神医療奨励賞を受賞した。

地域におけるOTPの展開

OTPは、前述のように地域において発生したあらゆる精神障害・精神疾患に対して、エビデンスに基づいた専門的医療・保健・福祉サービスを、各地域の特性に合った形で速やかに効率よく提供するプログラムである。OTPでは、訪問や往診というシステムの新しさにとどまらず、家族介入や行動療法、認知行動療法、低用量処方など新しい薬物療法に対する考え方などエビデンスに基づいた統合的なアプローチが行われており、精神科病院を全廃したイタリアを中心にその有効性を検証する実証研究としての側面もあり世界中で二六ヶ所の研究センターが参加している。東京センターにとっては、人口密度の高い、しかし無名性、匿名性も高い混沌とした大都会の中で、どのようにしたら当事者中心のサービスネットワークを構築できるか、どのような困難があり、大都市のメリットがあるとしたらどんな点か。文字通り手探りの作業が続き、小さなボランティア団体にはサービスの存在を伝えることさえも困難な出発であった。

当初は、新たに発生したケースを支援していくことの重要性ばかりに目が行ったが、やがてみなとネット21においては、港区を中心に都内の居住地から離れた病院から退院してきた人々に対して、再発予防を主眼にしたサポートを行っていた。退院を契機に治療の継続性が中断されることは、特に統合失調症のようなときに病識を保ちにくくなる疾患においては、たいへんに惜しまれることである。したがって地域移行に際してはあらかじめの準備が重要であり、できれば院内と地域の各職種同士においても綿密な引き継ぎが望まれる。

今日でこそ、守秘性の問題などは残るものの、遠隔会議システムを用いれば、一人の患者さんの退院をめぐって病院内と地域の多職種チームが連携会議を持つことは十分に実現可能なことになった。二〇〇〇年当初においてはもちろんのこと、あるいはＩＴ化の遅れたわが国の医療現場では、いまだに双方の施設を訪問して情報交換するような連携活動を行っているところもあるが、それでは自ずとさまざまな困難や限界がある。

混沌とした大都会にはそれに見合ったネットワークのつくり方があり、過疎地にあってもまた困難を乗り越えるための連携の工夫があることだろう。

地域で展開する精神医療・保健福祉サービスとして

みなとネット21は、NPO法人格を得た現在でも基本的には小さなボランティア・グループである。ただし、本来医療あるいは福祉畑で専門職の資格を持つ、何らかの精神保健福祉施設で本業を持つ専門職によるボランティア活動である。この活動はあくまでも、地域における精神保健福祉事業のひとつのモデルの提案を目的としており、私たちは〝アドボカシー〟と考えている。従来の統合型地域精神科治療プログラムの提供に加えて、メンタルヘルスに対する知識の普及・啓発活動を目的とした市民公開講座の開催、ボランティアや当事者グループの育成（Volunteers Action Group）を行うなどより地域に根付いた活動を展開している。

表２　地域で展開する精神医療・保健福祉サービスに求められる４つのA

1	Accessibility 利便性： すべての利用者にとって利用しやすく、短時間で最大の効果をもたらす方法を持ち合わせ、最適のサービスを提供できること
2	Acceptability　受容性： 利用者が、スティグマを感じずに利用可能であり、出費に見合うかそれ以上の便益があると評価されるサービスであること
3	Accountability　説明責任性： そのサービスの提供する内容が、科学的エビデンスに基づいており、スタッフの技量も質的に担保されているサービスであること
4	Adaptability　適応性： 各障害のさまざまな時期やニーズに応じることができ、時代の変化や地域のニーズの変化にも適応していけるサービスであること

みなとネット21はスタートに先立ち、自分たちの地域活動の理想像を『インテグレイテッドメンタルヘルスケア』（文献1）の中から探して、表２にあげる四つのAとした。[1]

もともとみなとネット21の設立の発想は、地元に根付いた精神医療保健福祉サービスの不足によるものである。従って４Aのまず第一は、Accessibility（利便性）に関するものである。地域の中で精神保健活動を展開する以上、徒歩圏内とは言わないまでも、せめて保健所単位くらいの中に、すべての利用者にとって利用しやすいワンストップサービス機関があって欲しいものである。

第二は、Acceptability（受容性）である。利用者が、スティグマを感じずに利用可能であり、費用負担に見合うかそれ以上のメリットがあると感じられるサービスであることが必要となる。守秘義務はもちろんのこと、スティグマに対する配慮も怠らないことが大事であろう。

第三はAccountability（説明責任性）である。そのサービスの提供する内容が、経験主義ではなく、きちんとした科学的エビデンスに基づいていることが求められる。科学的根拠のない治療をさも効果的であるかのように行うことは、専門家の提供するサービスとして許されない。したがって、介入に関わるスタッフの技量も質的に担保されていることが重要である。みなとネット21では医療職の資格（医師免許や看護師免許など）をもっていてどんなに長い臨床経験があっても、認知行動療法を中心とするＯＴＰの理論や技能に関する講習会を一定時間以上修了したものしか参加を認めていないし、いったんトレーニングを終えても定期的に復習を続けている。

第四のAはAdaptability（適応性）である。特定の障害のある時期にはとても専門性を発揮するが、ほかの障害には歯も立たないような機関が地域にあって精神保健サービスの専門機関だと言われても多くの利用者は困ってしまう。各障害のさまざまな時期やニーズに応じることができること、さらに時代の変化や地域のニーズの変化にも適応していけるサービスであることが大事である。新しい治療方法、例えば新薬などに対してはいち早く検討し知識を有するべきであるし、長い間には地域住民の年齢層の変化で疾患やニーズも変わってくるから、それに応える適応性が求められる。[1] つまり箱物をつくっただけでは事足りないわけで、専門家は自分たちが提供するサービス内容に対する厳しい吟味と刷新が常に求められていることを自覚する必要がある。カメラ付き携帯電話を利用した二四時間サービス、ウェブサイト（ホームページ）などの新しい情報機器は最大限に利用している。

地域における精神保健の課題は、精神保健福祉法の運用だけでは、早期発見、早期治療などには届かない。視点を広げて、地域の中のさまざまな健康課題の一環として、地域保健法の運用に迫るつもりで取り組む必要がある。

わが国においても、脱施設化の流れは急を告げている。しかしながら後発であるからこそ拙速は許されない。エビデンスに基づいた科学的な技法を用いて、しっかりした地域中心型の精神医療・保健福祉サービスを築き上げていきたいものである。

（二〇〇四）

注

（1）　イアン・ファルーンによる4Aについては、第3章2においても別の観点から述べる。

文献

1　イアン・R・H・ファルーン、グレイン・ファッデン著、水野雅文、丸山晋、村上雅昭、野中猛監訳『インテグレイテッドメンタルヘルスケア――病院と地域の統合をめざして』中央法規出版、一九九七年。

ルブリーカ

臥褥と動機づけ

前頭葉の、特に背外側面、おでこの外側少し上のあたりの損傷によって、流暢性が障害されることはよく知られている。流暢性の評価には、さまざまな神経心理検査があり、語を用いた検査から、対人交流設定などのより複雑な場面における問題解決的な思考流暢性課題など、対象や難易度がさまざまに設定されている。正方形に配置された四点をつないで、自由に無意味な図形を描かせる四点描画という非言語性の課題もある（文献1、3、6、11）。

統合失調症の慢性期においても、ステレオタイプな思考や行動変容はよく観察される。流暢性検査で検討しても、統合失調症の慢性期における流暢性、特に発散性の障害や発動性の低下は量も質も明らかで、それが生活場面での障害となり、社会復帰を一層困難にしている可能性が高い。筆者らは統合失調症の治療において、こうした流暢性や発動性の低下と、その根底にある内発的動機づけなどを改善するための方法を探してきた（文献1、6―10）。しかし臨床的に顕著な効果を見届けることは、なかなかできていない。

森田療法の原法である入院治療を行う施設が減少する中で、「臥褥《がじょく》」を行う場も、その意義を問う機会も減っている。臥褥には、心身の休養、生の欲望の確認、入院という新たな生活の場への準備期間などいろいろな意味がある。中でも、休養は、情報が溢れる多忙な生活に疲弊する中で、心身の活力を復活させる上で意義がある。多くの場合、数日目には臥褥に厭きて、現実社会を想起して焦燥が沸き、無活動の苦痛を通じて、内的エネルギーの蓄積を体感する。

この梃子のようなレジリエントな心の動きを、統合失調症における発動性の改善に少しでも活用できないか、と考えたときがあった。

森田は、自発性や発動性の昂揚を尊重する幼児教育で知られるMaria Montessoriについても、森田療法完成の書とされる『神経質の本態と療法』(文献5)で触れている。「余の神経質の療法は、心身の自然発動を盛んにし、寧ろ各々其人の病的傾向をも利用して、徒らに之を否定抑圧することなく、人の本然の能力を発揮せしめんとするものである。此故に余は、此療法が、神経質児童には勿論、普通児童の教育上にも、参考となることが多い、ことと信ずるのである。伊太利のモンテッソリー女史が精神病学の研究から発足して、白癡教育を研究し、更に転じて、幼稚園教育を創意し、着々として見るべき成績を挙げたのであるが、其主眼とする処は、小児の自発活動を重んじ、従来の注入的、鋳型的の方法を排して、自由、独立独行といふことを主意としたものである」と記している。医師らしい、神経発達に伴う発動性の向上に着目した視点であり、西欧流の医療モデルに基づく発想である。

森田正馬は薬物療法の無かった時代に、巣鴨病院・松沢病院で実施されていた加藤普佐次郎による作業療法も間近で見聞きし体験して、その効果をさまざまに実感し、休養や静養、作業、運動を、治療ないしは日々の生活の基本として実践していたはずである（文献2）。森田が、Kraepelinのもとで勉強してきた呉秀三の弟子であることを考えれば、作業療法、生活療法、さらに集団療法としての側面を包括したアプローチとして、自身が創作した療法を位置づけていたに違いない。

臥褥を抜きにして、森田療法の真価は発揮できるのだろうか。何らかの今日的な代替え手段を求めるとすれば、デイケアをうまく活用することで、「通院臥褥療法」と作業療法、集団療法の側面を持ってアプローチすることは可能だろうか。

◇

今日の精神科臨床では、とかく精神症状そのものの軽減が注目され、機能障害の起源を脳に還元する方向での説明や研究が強調されている。短時間で成果を上げる合理的な治療が求められる現代において、薬物療法に頼るのは、保険制度を始めとするシステムの影響も大きいだろう。その結果、今日の精神科臨床では一般的に、治療や回復に必然的にかかる時間や、静養に相応しい場など、患者の全体的な理解と介入に欠かせない状況設定への配慮が乏しくなっている。解熱剤や鎮痛薬のような時間的に因果関係が明確な薬物は、精神科領域においては抗不安薬と睡眠導入剤だけであり、その他の薬では、個体の治療反応性や効果の予測は困難なうえ、プラシーボ効果も無視はできない。それにも関わらず、薬物療法にはエビデンスが存在し、精神療法ではそれが乏しいという短絡的な理解が、特に当事者や若手医師から、療法の優劣とも捉えられかねないことに忸怩たる思いを持つのは筆者だけではないと思う。体験強度など測定しづらい対象に対するアウトカムの立て方や研究方法論上に工夫を凝らして、精神療法の合理性を強調することが大事だろう。

ＤＳＭの隆盛により死語となった病前性格の概念は、横断的な診断に留まりがちな若い精神科医の視点に時間軸を与える。成長や変質に思いを巡らせ、人の人生に関わるという責任性の涵養という点からも、精神医学の勉強を始める早い時期に森田療法的体験を得ることは極めて有意義なことだと思う（文献４）。

文献

1 Chino B, Mizuno M, Nemoto T, Yamashita C, Kashima H. Relation between social functioning and neurocognitive test results using the Optional Thinking Test in schizophrenia. Psychiat Clin Neuros 60, 63–69, 2006.

2 加藤普佐次郎「精神病者に対する作業治療並びに開放治療の精神病院に於ける之れが実施の意義及び方法」、秋元波留夫編『作業療法の源流』二〇七―二四一頁、金剛出版、一九七五年。

3 Mizuno M & Kashima H. Neuropsychological investigation of the effects of psychiatric rehabilitation strategies for schizophrenia. Kashima H, Falloon IRH, Mizuno M, Asai M

eds. Comprehensive treatment of schizophrenia, pp20–27. Springer-Verlag, Tokyo, 2002.

4 水野雅文「精神科医の精神療法」、『精神療法』増刊二号、四四—四九頁、二〇一五年。

5 森田正馬『神経質の本態及び療法』一三四頁、創造出版、二〇〇三年。

6 Nemoto T, Mizuno M, Kashima H. Qualitative evaluation of divergent thinking in patients with schizophrenia. Behav Neurol 16, 217–224, 2005.

7 Nemoto T, Kashima H, Mizuno M. Contribution of divergent thinking to community functioning in schizophrenia. Prog Neuro–Psychoph 31, 517–524, 2007.

8 Nemoto T, Yamazawa R, Kobayashi H, Fujita N, Chino B, Fujii C, Kashima H, Rassovsky Y, Green M, Mizuno M. Cognitive training for divergent thinking in schizophrenia: a pilot study. Prog Neuro–Psychoph 33, 1533–1536, 2009.

9 Takeshi K, Nemoto T, Fumoto M, Arita H, Mizuno M. Reduced prefrontal cortex activation during divergent thinking in schizophrenia: a multi-channel NIRS study. Prog Neuro–Psychoph 34, 1327–1332, 2010.

10 Tobe M, Nemoto T, Tsujino N, Yamaguchi T, Katagiri N, Fujii C, Mizuno M. Characteristics of motivation and their impacts on the functional outcomes in patients with schizophrenia. Compr Psychiatry 65, 103–109, 2016.

11 Yamashita C, Mizuno M, Nemoto T, Kashima H. Social cognitive problem solving in schizophrenia: associations with fluency and verbal memory. Psychiat Res 134, 123–129,

2005.

（二〇一七）

第2章　地域ケアの新展開

1

ささがわプロジェクト

ＯＴＰで提唱された包括的地域中心型のチームアプローチが真価を発揮したのは、混沌とした大都会の中で個々のケースを支援するみなとネット21よりも、ここに示す「ささがわプロジェクト」においてであった。

よく知られているように、わが国の精神科医療は、およそ三〇万床に上る多数の精神科病床に、平均在院日数が二〇〇日を超える長期入院が特徴とされている。この約三〇万床の精神科病床のうち、一〇万床程度は、新たな入院患者あるいは再入院の患者に利用されているが、これら新入院患者の七割は三ヶ月内外で、九割は一年未満で退院している。つまりこれらは、次々と新たな入院者があり、入院した人は治療を受けて退院していくという、よどみなく機能している病床である。一方、残る二〇万床は一年以上の長期在院者が占めており、その半数つまり一〇万床以上を五年以上の入院者が占めている。多くの人はすでに高齢であり、著しい幻覚妄想や興奮を呈することもなく、積極的な精神科医療的な治療を常時に受けているわけではない。むしろ生活上の支援を受けながら病院内で日常を送っている。このような状況は、すでにほぼ固定している。

　こうした二〇万人の長期在院者は、医療が、福祉が、そして行政サービスがどのような支援をしたら、退院し、再び自らが望む地域生活へ移行できるのだろうか。どのようなサービスがあれば、勇気を出して退院したいと言い出せるのか、あるいは家族や近隣住民も安心して地域の仲間として迎え入れることができるのだろうか。それとも、すでに平均年齢で六〇歳を超え、平均入院期間が二〇年におよぶ患者さんは、このまま精神科病院に入院を続け、老いて消えゆくのを待つしかないのだろうか。

　二〇年も三〇年も入院を続けていると、その間の社会の変化には疎くなり、自身が地域で生活する姿を想像することもできなくなっている。こうした現象をかつてはホスピタリズム（施設症）と呼んでいた。一方、治療スタッフも、地域生活の再開に向けて何を用意し、どのように支援したらよいのか、わからないまま年月が経っていた。以前から日本の精神科医療の長期在院については内外から厳しい指摘がなされてきた。退院促進の必要性、重要性は医療者も理解していた。しかし入院中の患者さんの心の内を理解するのは容易ではない。表情の変化に乏しかったり、長年の大量服薬で姿勢が悪かったり、肌の色が年齢の割にくすんでいることに気づくことは比較的容易かもしれない。さらにコミュニケーションをはかろうとすると、同年代の健常者に比べて、意欲や自発性が乏しく、感情の動きは乏しく、時に思考のまとまりを欠くことがある。しかし興奮や暴力のような目につく言動は極めて少ない。一見しただけでは、どこがどのように病んでいるのかわからない人々が、なぜ長年にわたり入院しているのか。またなぜ自ら退院しないのか、一般の方は理解に苦しむであろう。正直に言えば、精神科医になって数年間は、ときには今でも、短い時間の診察だけでは、その人がなぜ長期に入院しているのか、わからなくなる時がある。

当事者が六〇歳を超えると、親は九〇歳にもなり、実家があっても兄弟姉妹、あるいはほとんど会ったこともない甥姪の世代が主体となっている。そこへ、二〇年も三〇年も離れて精神科病院に入院していた高齢者が、ある日退院して帰宅するという光景を想像して頂きたい。その家庭に再び打ち解け、その人らしく生活していくことが決してたやすいことでないことは想像に難くない。

退院を促すには、まずは何より住むところ、寝るところ、生活の場の確保が必要になる。これまでのところ国の政策は、長期在院者の退院促進のために、地域の中に積極的に住まいを用意するという方向には動いてこなかった。

大学院生時代に、八王子の陣馬街道の近くにある精神科病院で週に二、三日勤務していた。最寄り駅からはタクシーを飛ばして二〇分、都心から直線距離で四〇キロ、頻繁に通院できる距離ではなかった。外来患者は少なく、入院患者も、退院者の人数だけいつの間にか入院して、三〇〇床ほどの病床はいつも定員どおりに比較的に穏やかな患者さんで占められていた。病棟の裏には広々とした野原があり、近くを浅く幅の広い川が静かに流れ、正月には餅つき、夏は盆踊り大会を行うが、近隣との交流の場というほどにぎわってはいなかった。

駆け出しの精神科医は、少々処方を変更しても精神症状の微動だにしない患者さんの、自分の人生より長い病歴に圧倒された。問いかけに返事もなく、沈黙が張り付いた診察室から逃れる術もわからず、途方に暮れることもしばしばあった。そうした折、研究室で文献を読んでいる時間があったら、年に一人でも長期入院の患者さんを退院させてみよ、と恩師の鹿島晴雄先生からご指導いただいた。

金の卵として上京後、慣れない環境と多忙な中で間もなく発病、「上野駅の周辺で寝泊まりしているところを『温かいところへ連れて行ってやるよ』とお巡りさんに声をかけられてからずっとここでお世話になっています。これからもよろしくお願いします」とおっしゃる患者さんと、アパートを借りるには保証人が必要なことも知らなかった主治医の組み合わせでは、退院作戦は困難を極めた。統合失調症という病を、体感的に理解するための貴重な体験をさせていただいた。

当時は、そして今でも、本人の病態に加えて家族や周囲の理解の不足や漠然とした不安、さらにスティグマが覆ってしまい、本人の意志や希望が捉えられないままに、いつしか入院が長期に及んでしまう人たちがいる。

ささがわプロジェクトは、こうした長期在院者の処遇をめぐる、必要に迫られた社会実験でもあった。

（書下ろし）

2
日本における脱施設化の一例

ささがわホスピタルは、福島県郡山市のあさかホスピタルの分院（当時安積保養園付属笹川分院）として、昭和五三（一九七八）年に設立された社会復帰支援のための開放病棟（一〇七床）であった。設立の趣旨はきわめて明快で、症状の落ち着いたいわゆる慢性期の長期入院となった患者さんが、地域の中で自立して生活できるよう退院を促し、それに必要なスキルを身に着けることに特化したリハビリテーションを目的としていた。院庭は美しく整備され、二名の作業療法士が専門的なプログラムを行い、入浴施設は天然温泉、病院前には農作業ができる畑や魚の養殖池があるなど、療養に適した施設であった。

しかし残念なことに、精神障害のリハビリテーションという概念さえ普及していない時代、着想は素晴らしかったが社会復帰に特化した病棟は時代に先駆け過ぎていた。入院者への面会は少なく、長年家族との行き来も乏しく、平均在院期間が二六年にもおよぶ患者さんたちであった。全員が、前の項目で説明した、長期在院者に相当する。

すでに高齢に差しかかった慢性期の精神障害者の人たちに対して、発病当初は支えてくれた家族も親は亡くなり、実家は兄弟の代となり、甥姪のことは幼児の時のことしか知らないという人も多い。中には身寄りのない人や絶縁されている人もいる。地域社会では、精神疾患に対するリテラシーはもとより乏しく、偏見ばかりが際立つ時代であった。小さな分院単体では運営は厳しく、このままでは患者さんも病院も共に老化し衰弱を逃れない状況であった。

あさかホスピタルの佐久間啓院長には、筆者が医学部を卒業し、フレッシュマンとして母校慶應の精神神経科へ入局した時のオーベン（指導医）であり、医師になって最初の半年間に、面接の仕方から注射や処方の実際まで、精神科のイロハを手取り足取り教えていただいた。佐久間院長の薦めで、同じく鹿島晴雄先生の研究室で神経心理学を学び、コロンビア大学の病院管理学教室へ留学した佐久間院長の影響を受けて、イタリアへ留学したといっても過言ではない。

イタリアから戻り、ＯＴＰを用いた地域中心型精神科サービスの展開を図る上で、みなとネット21などで四苦八苦していた頃、佐久間院長から、機会があったらイアン・ファルーン先生の話を聞いてみたいとの打診があった。笹川分院の閉鎖に際して、ＯＴＰを職員の共通言語として採用できないか、じっくり勉強してみたいとの希望であった。イタリア・ウンブリア州の州都ペルージア郊外にある、イアンが所有する広大なブドウ畑付きの山荘は、Advanced Research Institute for Effective Treatment and Education を略した〝ＡＲＩＥＴＥアリエテ（牡羊座）〟と名付けられ、ＯＴＰの研修施設としても利用されていた。ＯＴＰの初級セミナーは、月曜から金曜まで五日間、朝から晩まで、座学とロールプレイによる実習の繰り返しが続く。参加者は各国から休暇をとって参加する現場の臨床家が多く、五日間の合宿生活ですっかり打ち解けた仲間になる。

一九九七年秋のセミナーには、神戸女学院の金田知子教授、ＮＣＮＰ地域・司法精神医療研究部の藤井千代部長も参加していた。

ローマ・フィウミチーノ空港のレンタカー事務所で渡された一枚の地図だけを頼りに、街灯もないまっ暗な道をひた走り、佐久間院長が単身ＡＲＩＥＴＥ近くのバールにたどり着けた話を聞いた時には、幸運以上の運命的な出会いを感じさせられた。この出会いをきっかけに、翌一九九八年からは毎年イアンがあさかホスピタルを訪れ、ワークショップが開催されることとなった。

OTPの位置づけ

ささがわホスピタルの閉院に際しては、OTPをキーワードとして二〇〇〇年四月から二年間に及ぶ周到な準備をして、地域へ開かれた病院への改革を進め、笹川病院の閉院(二〇〇二年三月)により退院した患者さんの包括的ケアを開始した。したがって閉院といっても、突然無理矢理に退院させたのではない。二年間に及ぶ退院に向けての準備は、メンバー(利用者)、スタッフ一体となって進め、閉院後の建物を大規模な生活施設にして自立生活のスタートを支援した。佐久間啓によるささがわプロジェクトにおけるOTPの意義について『精神科地域ケアの新展開──OTPの理論と実際』(文献1)に書いている部分を、少々長くなるが要約して引用する。

平成一四(二〇〇二)年一二月の社会保障審議会障害者部会精神障害分会による

「今後の精神保健医療福祉施策について」の報告書には、精神科病院に長期入院中で「受け入れ条件が整えば退院可能な七万二千人」という記載がなされた（文献2）。七万二千人という数字の根拠や退院可能な条件の定義については種々議論のあるところではあるが、所謂〝社会的入院〟を解決すべき共通の問題として認識し、議論する契機となったという点と、改めて日本の精神科医療のあり方が大きな転換期を迎えている事が明示されたという点で、重要な会議であった。

「受け入れ条件が整えば退院可能な入院者」を規定するには、その〝受け入れ条件〟をどのように整えるかを検討することなく、退院の可能性を先走って論じることはできない。退院後の生活施設としてどのようなものを用意するか、地域医療サービスとしてどの程度の体制を組み、更に専門スタッフの教育をどのように、どの程度行うかなどにより、長期在院者の退院可能性は大きく変わるのである。

わが国における精神科医療・福祉のグランドデザインを明確にし、そのグランドデザインに沿って、個人の病状や状況、或いは希望に合わせて、地域社会での生活、治療、社会参加を柔軟に考える必要がある。その際、精神障害者の地域ケアにおける精神科病院、そして精神科の専門職種の役割と位置づけを明確にする必要がある。そして最も重要なことは、多くの専門職が、地域ケアにおける専門性を発揮していく上で、共通の知識とツールを持つことである。病院医療から地域ケアへの転換を進めるに当たっては、まず適切な医療を提供しつつ、生活の場を確保し、社会参加や就労などの社会的サポートを如何にして行うか、即ち医療、心理、社会的側面を包括した地域ケアシステムをどう構築するか、が重要となってくる。このような視点に立ち、当院で検討されたのが「ささがわプロジェクト」である。

このように、記されている。具体的な支援の様子は同書に詳しく記載されているので、興味のある方は参照されたい。

ささがわプロジェクトの実際

ささがわプロジェクトは、閉院を機に、それまで以上に医療サービスと生活支援の区別を明確にしつつ、両サービスの連携により地域生活を支援する方法として、OTPによる多職種チームアプローチを徹底的に行うこととなった。新たなNPO法人「I CAN（アイキャン）」が初期の事業として地域生活支援センターと旧病棟である居住施設「ささがわヴィレッジ」の管理運営を行って生活、社会参加、就労等の支援を行い、医療はあさかホスピタル本院にその機能を集約して質の向上を目指すこととした。

ささがわプロジェクトが閉院まで二年を残してスタートしてからは、病院スタッフは退院を想定した緊張感の中でOTPの心理教育や認知リハビリテーションを導入し、メンバーと向き合い、家族との連絡をより密に取り、改めて地域の方々の理解を得る努力をした。スタッフが二年間の準備期間の中で、それぞれの立場に立って医療や生活支援に新たな取り組みを行った結果、閉院後はスタッフ数は減ったものの、以前よりも質の高いケアを提供しており、メンバーの社会参加の機会を大きく広げることにつながった。

ささがわホスピタルに長期入院していた人々は、自身の病名に関する正しい認識が得られていないことに加え、病気の症状や服薬への理解も充分ではなかった。従って、退院の一年前からは心理教育に取り組み、特に薬や病気に関する心理教育、そして退院後大変重要となってくると考えられる服薬自己管理、症状管理、再発の早期警告サインなどに重点が置かれた。退院前半年間には、集中的に一人あたり最低一〇セッションのOTPプログラムが行われた。そして退院後も、主として主治医、デイナイトケア、訪問看護の医療的なケアスタッフがＯＴＰプログラムを継続的に実施し続けた。この間、職員はロサンゼルスのヴィレッジＩＳＡでの研修を受け、「病院職員からの視点の転換」を行い、「メンバーは障害者である前に一人の人間である」という意識変革がはかられた。

日ごろから地元の人々とも交流、夏祭りをはじめとする地域行事への相互参加など、プライバシーに配慮しながらも不都合な情報も共有できる信頼関係の構築はとても重要なことである。病院の閉鎖についての地域説明会では、初回は不安や不信感を表す住民もいたが、これまでの交流や共生への意欲を伝えることにより次第に理解を得て、最終的には町会長さんの英断で地域の人々の応援も得られることになった。

閉院と地域生活の開始

閉鎖した病棟には当時百七名が入院していたが、二年間の退院準備に加え今後さまざまな支援をしたとしても地域における自立をめざすのは困難と判断された一七名は、引き続きあさかホスピタル本院で治療を続けることとなった。残る九〇名のうち、七八名の診断は統合失調症であった。退院前から精神症状の評価に加えて、認知機能検査が実施され、退院後も継続的検査することについてすべての参加者から同意が得られた。

二〇〇二年三月三一日に病院が閉院され、三階建ての建物は、翌日四月一日からは二、三階にNPO法人が運営する居住施設「ささがわヴィレッジ」、一階には精神障害者地域生活支援センターアイキャンが入り、さまざまな生活支援の体制を整えた。これまでの〃入院患者〃は〃住人〃であり、共同生活のメンバーとなった。NPOの職員として、二名がヴィレッジに勤務し、一人は住み込みで生活支援、生活技能の援助や趣味の活動などを担当した。地域生活支援センターは、メンバーの希望に基づいて、ケースマネージメントを行い、各サービス利用を含めた一ヶ月の予定づくりなどからスタートし、間もなく就労支援や喫茶店の運営を含めた、就労訓練などを開始した。

地域生活の支援

病院の医療サービスとしては、当初はささがわホスピタルに勤務していたスタッフを中心に、継続的に訪問看護やデイナイトケアで関わることで、メンバーの不安を軽減し、医療サービスの質が維持された。メンバーの病状を含めた情報は、各施設間で共有されている。多職種チームという古くて新しい言葉は、臨場感を持つことになった。これまで診察室でも、家庭においても、一対一の関係の中で、なんとか頑張らなければならなかった支援は、地域の中での面での支援に変わった。面で支えると、当事者からすれば相談口が格段に広がる。苦手な相手であれば、別のひとに相談することもできるし、複数の人に援助を頼むこともできる。スタッフにとっても新鮮な体験であった。この体験は、二〇一一年三月一一日に東日本大震災に見舞われて、地域の中に孤立した当事者たちを支えたときに、大きな力を発揮した。

メンバーは神経心理検査をはじめ多数のチェックを受けていたが、データで示される以上に、スタッフはこのプロジェクトを通してメンバー達の大きな変化を実感した。共同生活ではあるが、自立し、協力して生活の場のルールを守り、地域に接し、さまざまな情報に触れながら、生活の楽しみ、苦労、また難しさなども体験した。対人関係の問題も生じたが、助け合う場面も多くみられた。中でも、就労プログラムに参加したメンバーには積極性や能動性において大きな変化が生じた。五〇歳を過ぎ、還暦を迎える年代になっても、自由を謳歌しながら就労を目指す人が多くいた。

巻末に、閉院後一五年間（二〇〇二年～二〇一七年）のフォローアップ結果を示す。縦に七八名分、横に一五年間の居所を示している。グレーは精神科病棟への再入院、白抜きが、メンバーが地域の中で生活し得た時間である。もしもプロジェクトが無ければ、この図はグレー一色のままだったに違いない。

ささがわプロジェクト、すなわちささがわホスピタルの閉院についての計画を佐久間啓先生から初めて聞いた時、イタリア帰りの筆者の耳にさえ、とても無謀な計画のように聞こえた。退院した患者さんが、地域住民や家族とトラブルに至ることはないか、さらに言えば重大事件に発展することはないか。地域住民にモラル・パニックを引き起こしかねないという先回りした心配がなかったとは言えない。それを乗り越えるには、一か八かの挑戦ではなく、周到な準備と計画と、実行する当事者も含む仲間との連携が重要だった。機動的な多職種チームをつくるには、宗像俊一、龍庸之助、両医師のようなチームメーキングを常に意識した行動をとれるリーダーの存在が欠かせない。これからの精神科医に求められる大事な能力のひとつになるだろう。

ささがわプロジェクトのその後

前述のように、ささがわプロジェクトではスタッフのスキルアップのために、平成一〇（一九九八）年から亡くなる平成一八（二〇〇六）年の前年まで、イアン自身によるワークショップが毎年開催されていた。

あさかホスピタルでは、その後Dプロジェクト（De-institution Project）と称して、慢性期領域と地域ケア領域が連携し、新たに退院支援室を設置して、六―八人を一グループとして二ヶ月間のOTPのプログラムを実施するシステムを立ち上げた。退院を目標として、OTP以外にも、退院後の生活のための具体的なリハビリプログラムなどを実施し、多数の入院患者がささがわヴィレッジへ退院していった。

ささがわヴィレッジの住人は、自らの力で地域生活を継続させ、さまざまな支援を得ながら次第にヴィレッジから地域のグループホームやアパートに引っ越していった。中には結婚し、新居を構えるカップルもいたし、理解を得て実家へ戻った人もいる。二〇一一年九月、身体疾患のために一般のグループホームでは暮らせない人達が残る中、施設の立て直しが進められた。跡地には二階建てのグループホーム「ラチッタ」三棟が建ち、一階はバリアフリー住宅になっている。

この一連のプロジェクトが、日本の精神科病院における長期入院から、地域医療、生活支援、社会参加の包括的なサポートシステムへの再構築のひとつのモデルとなれば幸いである。

文献

1　水野雅文、村上雅昭、佐久間啓編著『精神科地域ケアの新展開――ＯＴＰの理論と実際』星和書店、二〇〇四年。

2　社会保障審議会障害者部会精神障害分会「今後の精神保健医療福祉施策について」（報告書）、二〇〇二年。

（書下ろし）

3 ささがわプロジェクトの研究成果

ささがわプロジェクトを、臨床精神医学研究の視点から見直すと、次のように説明される。

地域生活に必要な集中的な生活訓練、支援するスタッフの教育、家族や地域との協力関係構築、退院後の居住空間の確保と継続的なエビデンスに基づく多職種チームによる支援体制を整えた中で、統合失調症のために精神科病院におよそ三〇年間在院していた七八名が一斉に退院した後の、精神症状、認知機能、生活技能などを追跡し、統合失調症の地域ケアのあり方を検討することを目的とした前方視的介入研究、である。

我々は、ささがわプロジェクトを、特別な環境における例外的な成果として位置づけたくはない。不幸にして精神障害を持ったとしても、必要で合理的な支援を整えれば、回復して再び地域で生活し、リカバリーを達成することができるエビデンスを示したいと考えてきた。各地域、各施設における今後の地域ケアの展開において参照して頂ければ幸いである。現在までに刊行された五本の英文原著論文をもとに臨床データを振り返っておく。

ささがわプロジェクトの研究論文

1　Mizuno M, Sakuma K, Ryu Y, Munakata S, Takebayashi T, Murakami M, Falloon IRH, Kashima H. The Sasagawa Project: a model for deinstitutionalisation in Japan. Keio Journal of Medicine 54, 95-101, 2005.

「ささがわプロジェクト―日本における脱施設化モデル」と題された最初の論文は、二〇〇五年に Keio Journal of Medicine 誌に掲載された。

脱施設化は、特に精神科病床が多く、長期入院を批判され続けているわが国においては、解決しなければならない精神科医療における重大な課題である。欧米では、抗精神病薬の誕生に続いて、人道主義と政治的理念の混合物として、すでに六〇年代から進められ、もはや過去の議論となっている。このため、脱施設化の道のりを示しただけでは、海外ジャーナルに掲載される可能性はない。むしろ国内問題として、本来であれば日本の精神科医療の特殊事情も踏まえて日本語で語られるべきテーマである。しかし脱施設化後の、脳機能の回復についてのデータを示す際には、国際的な英文誌に掲載したいと考え、このリサーチプロトコールも英語で発表した。長年の入院生活から退院し地域生活を始める人々の、脳と心に何が起きるのか、という重要なテーマを間近に継続的に観察できる貴重な機会である。経時的な変化を神経心理学的にも捉え、脱施設化の科学的意義を検討することを目指した。

対象は、ささがわホスピタルの閉院に伴い退院予定の九四名のうち、国際疾病分類ＩＣＤ―10の診断基準で統合失調症と診断された方たち七八名に協力をお願いした。追跡対象となった患者さんの背景は、男性五一名、退院時の年齢は三四歳から六七歳におよび（平均五四・六歳）、平均発症年齢は二三・一歳、平均入院期間は三一二ヶ月、平均クロルプロマジン換算で五八七ミリグラムの抗精神病薬を飲んでいた。

ＯＴＰのプロトコールに沿ったケアを受け、二〇〇二年四月一日に退院したが、当初の一二ヶ月間では、一〇名がささがわビレッジでの生活の継続が困難になり再入院した。ささがわプロジェクトでは、精神科開放病棟から共同生活施設ビレッジへの移行という、よりケアの度合いが低い環境へ移行した。しかし精神症状の悪化は比較的に少なかったことが示され、この地域移行モデルが今後の同様の計画においても有効である可能性が示唆された。

退院前後の指標として、ＲＥＨＡＢ（リハビリ評価）、ＳＦＳ（社会機能）等の社会機能尺度、ＧＡＦ（全般的機能）、ＰＡＮＳＳ（精神病理症状）、ＣＰＳ－50、ＷＨＯ－ＱＯＬに加えて、ＭＭＳＥ（全般的認知機能）、Ｒｅｙ模写試験、順唱、逆唱、流暢性検査、トレイルメーキングテスト等の神経心理検査、ＭＲＩや脳波、さらに病前機能評価としてＰＡＳ（病前適応尺度）、処方量、入院期間などの背景情報を、退院後五年以上にわたり追跡することとした。

2　Ryu Y, Mizuno M, Sakuma K, Munakata S, Takebayashi T, Murakami M, Falloon IRH, Kashima H. Deinstitutionalization of long-stay patients with schizophrenia: the 2-year social and clinical outcome of a comprehensive intervention program in Japan. Australian and New Zealand Journal of Psychiatry 40, 462–470, 2006.

この論文で龍庸之助らは、退院後二年間の当事者の社会的・臨床的変化を評価し報告した。臨床的な評価としてPANSSとGAF、SAI（病識評価）、REHAB、SFS、DAI、MMSEの七つの項目を評価した。抗精神病薬の総処方量（CP換算）、BMIについても退院時点と二年後の経過で検討した。

統計分析は、生存率と脱落率をカプランマイヤー法で作図した（図2）。生存期間はさがわヴィレッジでの生活の継続が困難になるまでの期間と定義した。生存群については①退院後の時間経過の効果を検討するために上記九項目の〇―二四ヶ月の比較をt検定またはWilcoxon signed-rank testを必要に応じて対数変換後に実施した。②さらに多項回帰分析にてさまざまな疫学的、臨床的要素とPANSS、GAFなどの評価項目の結果の二年間の変化量の相関を検討した。

退院後経過の結果は、二年間で一八例が脱落した。その原因を①精神症状の再発、②身体疾患、③事故死の三つに分類した。

①四名（五・一％）が精神症状の再発に至り、急性期病棟へ入院となった（入院日数七―一九五日）。

②一二名（一五・四％）が身体疾患により入院した。内五名は観察期間中に退院できな

かった。他七名はいずれも退院後にささがわヴィレッジへ戻った（入院日数は三―二二一日）。

③一名が抑うつ症状に伴い自殺、他一名が池で溺死した。

退院後二年間継続して社会生活を送れた者は六〇名（七六・九％）いた。二年間の観察期間中に二名がささがわヴィレッジを出て自立生活を始め、一名は福祉ホーム、もう一名はアパートであった。

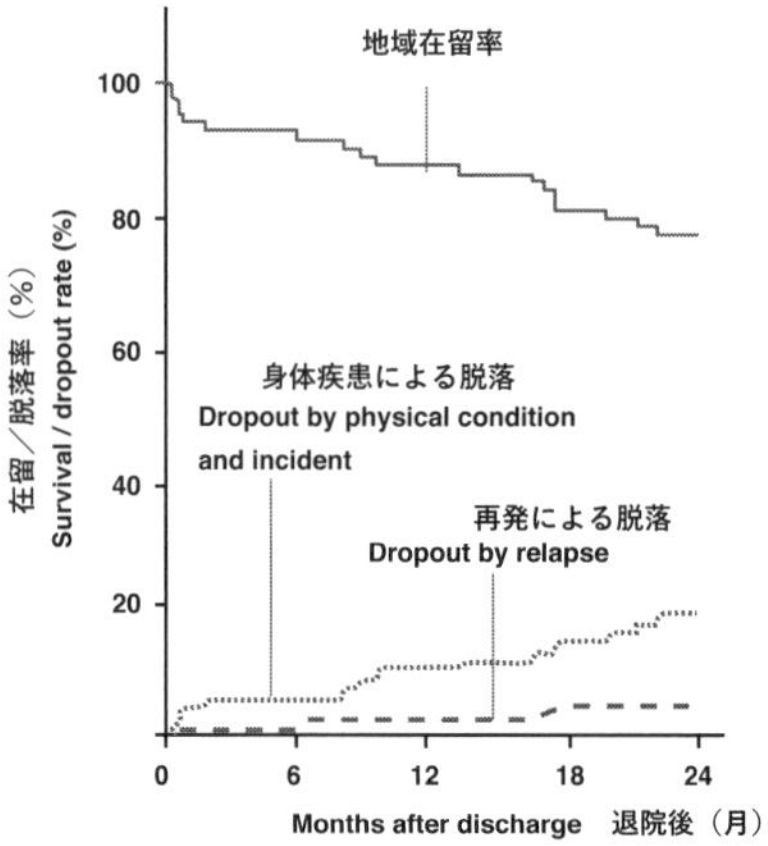

図２　地域在留のカプランマイヤー曲線

保護的就労については、脱施設化九ヶ月後に就労支援を開始し二ヶ月の訓練の後、九名（内男性六名）が、清掃担当や、給食補助として仕事に就いた。一名は脱落したが、八名は就労訓練を続けている。論文執筆時点では、他に四名がさらに就労プログラムに参加していた。

ＰＡＮＳＳでは二年間での社会生活で陽性症状評価尺度だけでなく、陰性症状評価尺度と総合病理評価尺度でも有意な精神症状の改善を認めた。しかしながら二四ヶ月と退院時との変化と背景状況との間に相関はなかった。このことは、後の三編の論文で、引き続き検証されることになる。

ＧＡＦでも二年間有意な改善が認められた。観察期間で精神症状の増悪による脱落は四人のみで、退院後二年の間に七七％が精神的な再発や身体的な問題の出現なく、共同住居で社会生活を継続した。多くのスタッフが心密かに心配していたに違いない、犯罪や暴力行為、ホームレス化に至る居住者はなかった。ただ病院閉院直後に、一名が自殺、一名が不慮の死を遂げたことが悔やまれる。

ささがわプロジェクトでは、設備投資を抑え、環境変化によるストレスを最小化する目的で、患者が入院していた病院の建物を利用した。日本においては長期入院者のための居住施設を探すことは経済的に極めて難しく、精神科病院を居住施設へと転換することは脱施設化を促進することにつながると考えられた。

以上の結果から、本研究によれば、精神科病院から十分な支援体制を整備した上で社会生活への移行を考えたときにそれが中断に至る最も大きな要因は、精神症状の再発ではなく、加齢や不健康な生活による身体的な状態の悪化であることが示唆された。

3　Niimura H, Nemoto T, Yamazawa R, Kobayashi H, Ryu Y, Sakuma K, Kashima H, Mizuno M. Successful aging in individuals with schizophrenia dwelling in the community: a study on attitudes toward aging and preparing behavior for old age. Psychiatry and Clinical Neurosciences 65, 459-467, 2011.

新村秀人らは長期在院の後、地域移行して八年が経過し、老年期にさしかかった統合失調症の患者にとって、サクセスフルエイジングとは何か、退院後の人生観はどうであるかを検討した。

検討したのは、向老意識（加齢に対する態度）と老後への準備行動である。本研究では、五七名の患者（平均年齢五九・七歳、平均罹病期間三六・五年）の協力を得て、向老意識尺度、老後への準備行動尺度に加えて、認知機能、社会機能、精神症状、ＱＯＬを測定した。そして、地域生活の中で、向老意識や老後への準備行動に影響を与えている要因と、三年前の時点で影響を与えた予測要因を検討した。

その結果、ＱＯＬが高いと、向老意識に肯定的な影響を与える一方、老後への準備行動を不活発化させていた。準備行動に大きな影響を与えていたのは、ＱＯＬと在院期間であり、QOLの高さと長期在院が、老後への準備行動を不活発化させていた。

したがって、患者のQOLを改善するだけでは十分ではなく、長期入院を防ぐことが老いへの準備行動を活発化させると考えられる。長期入院患者は、地域に移行しても高齢化に対し楽観的で十分な準備行動をしていない可能性があり、今後の地域ケアにおいては、この点にも考慮した支援が必要であろう。

4　Nemoto T, Niimura H, Ryu Y, Sakuma K, Mizuno M. Long-term course of cognitive function in chronically hospitalized patients with schizophrenia transitioning to community-based living. Schizophrenia Research 155, 90-95, 2014.

ホスピタリズム（施設症）という言葉がある。長期在院によって、限られた空間、同じ同室者、同じような日々の生活の中で、刺激は乏しく、外界への注意や関心が低下していく。そこに統合失調症そのものによる脳の器質的変化も加わる。こうした状況を打開して、脱施設化することは、脳科学的にはどのようなメリットがあるのだろうか。欧米の脱施設化は近年の脳科学の長足の進歩よりはるか以前のことで、統合失調症における脳と環境の相互作用を論じた論文は少ない。それもこれほどまでに長期在院の後に、入院者全員

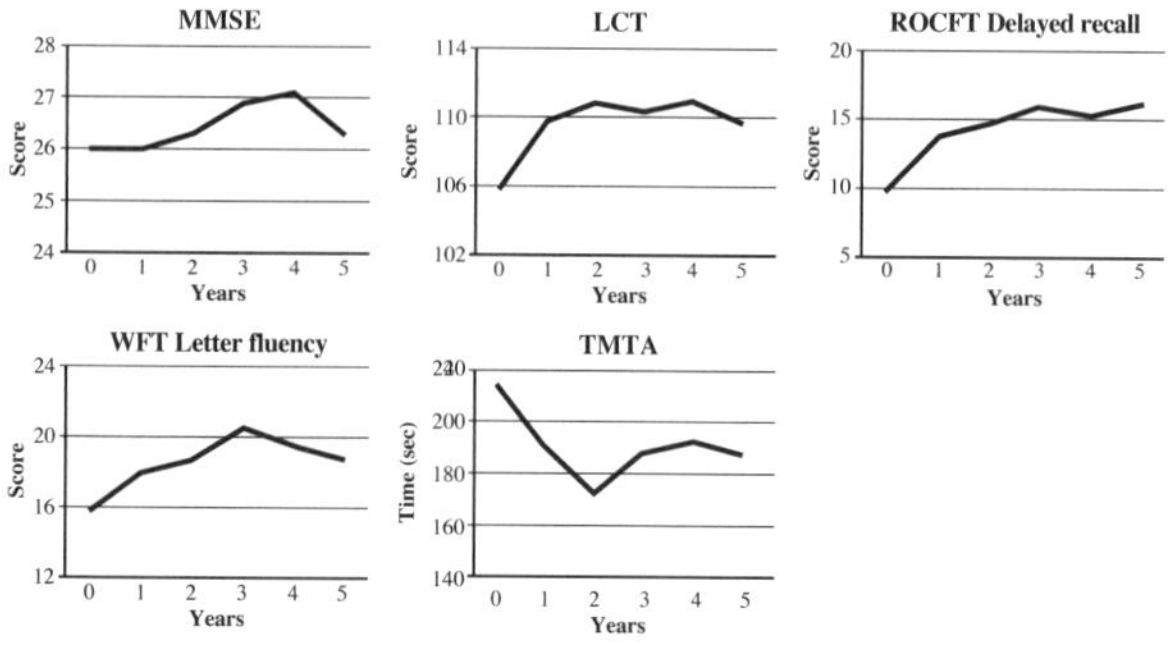

図３　認知機能の回復

の一斉退院という劇的な変化を体験した結果を、科学的に分析したデータは存在しない。

根本隆洋らは、ささがわプロジェクト開始後の五年間のフォローアップで、毎年の評価を完了した五六名において、時間の経過とともに全般的認知機能（Mini-Mental State Examination, ＭＭＳＥ）、注意機能（Letter Cancellation test, ＬＣＴ）、記憶機能（Rey-Osterrieth Complex Figure test, ＲＯＣＦＴ）、遂行機能（Word Fluency Test, ＷＦＴ; Trail Making Test Part A, ＴＭＴＡ）の改善が見られたことを報告した（図３）。比較的高齢かつ社会との関わりが希薄な患者であっても、入院生活と異なり自ら選択や決定を行う能動的な生活環境のもとでは、認知機能の改善がみられることが示された。患者の置かれた環境が認知機能にいかに影響を及ぼしうるかを示しているといえる。一方で、

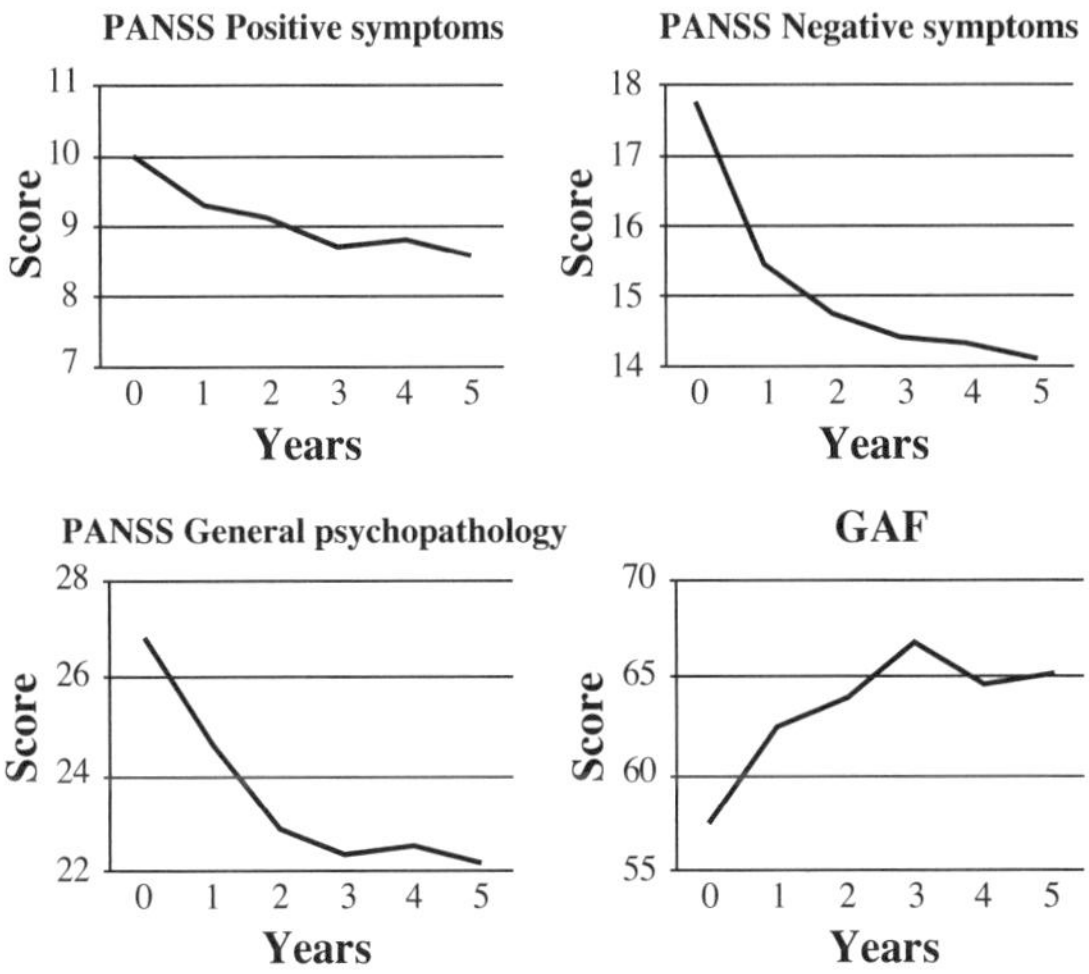

図４　精神症状の推移

認知機能の改善は地域移行後三年前後がピークで、その後は低下に転じているものもあった。これは加齢変化に伴うものと考えられる。患者の地域への移行はやはり速やかに行われなければならない、まさに待ったなしの状態であることを物語っている。

精神症状と社会機能においても時間経過とともに改善がみられ（図４）、陽性症状よりも陰性症状でそれがより目立つ点は、臨床経験に合致するところである。認知機能、精神症状、社会機能と広い領域にわたり改善がみられたことから、多くの患者の回復には地域での生活という環境が欠かせないという訳だが、ただ病院を出て地域に暮らせば良いというのではない。「ささがわプロジェクト」において重要であり地域移行の成功に導いたのは、病院閉鎖と退院までに一年間の十分な訓練期間があったことと、病院と地域において同じ理念と手法によるケアとサポートが切れ目なく継続・維持されたことであったと考えられる。「脱施設化」といっても、それには相応の入念な準備と適切な受け皿が不可欠であることが改めて認識される。

5 Kida H, Niimura H, Nemoto T, Ryu Y, Sakuma K, Mimura M, Mizuno M. Community transition at younger ages contributes good cognitive function outcomes in long-term hospitalized patients with schizophrenia spectrum disorder: a 15-year follow-up study with group based trajectory model. Psychiatry and Clinical Neurosciences 74, 105-111, 2020.

「ささがわプロジェクト」の開始から一五年を迎えて、喜田恒らは、①一五年間の統合失調症患者の長期的転帰を観察し、②ＧＢＴＭ（Group-based Trajectory Modeling：混合軌跡モデリング）と呼ばれる統計解析を使用して地域移行後の認知機能の長期的な軌跡を解明し、③明確かつ体系的な地域移行を受けた統合失調症の患者さんにおける、加齢に関連した影響を含む認知機能の長期的転帰に影響する要因を検討した。なお、認知機能の評価にはMMSEを用いた。

GBTMの結果、参加者は二群に分けられた。第一群は、退院直後の水準を維持した後、一二年後と一五年後で認知機能の低下を示した「転帰不良」群（六三・四％）で、第二群は三年後にスコアの改善を示した後、退院直後の認知機能水準を維持した「転帰良好」群（三六・六％）であった。二群の間には退院時年齢に有意な差が見られたが、他には有意差を認めなかった。すなわち、退院時の年齢が重要なリスクファクターであることが分かり、転帰不良群では退院時年齢は五五・五±六・四歳、転帰良好群では五〇・四±六・六歳で、良好群は不良群より五・一歳若かった。

この研究は、中高年に達した慢性統合失調症の患者さんでも、地域生活への移行後に認知機能が改善または維持できることを発見した。また長期入院から地域生活への移行後、少なくとも三年間は認知機能が改善または維持され、さらには、三年後にスコアの改善を示した比較的若年の転帰良好群では、患者は長期間に亘って認知機能を維持することが分かった。経時的な認知機能低下は、加齢による加速効果と脱施設化による減速効果の組み合わせによる可能性を示唆している。

このプロジェクトがなければ、参加者はその後も一五年間入院し続けていたかもしれない。巻末の図に示すように、参加者はこの期間の八〇％以上で地域生活を送ることができた。これは多職種チームによる包括的な支援により、参加者の再入院率を大幅に減らせた成果と言えるだろう。慢性精神疾患を有する長期在院者であっても、十分な準備の後に退院させ、地域社会における定着を図ることは認知機能へのリハビリテーションそのものでもある。本研究により、より若い年齢での退院は認知機能の長期的転帰に良い影響を与えることも示された。

一五年間を経て、全参加者のうち三七名（四八・七％）は精神科への再入院を必要とせず、一四名（一八・四％）は全く入院していない。巻末の図の中で各柄の占める割合は次のようになる。

黒　（死亡）　二・五％
グレー　（精神科再入院）　九・三％
縦縞　（身体科入院）　二・九％
ドット　（認知機能低下による入院）　一・六％
斜線　（施設入所）　四・〇％

白　（地域在住）　　　　　　八二・二％

この図の中の白抜きの面積八二・二％こそが、ささがわプロジェクト参加メンバーが地域住民として生きた人生の時間である。

（書下ろし）

Ian R.H. Falloon 先生のこと

二〇〇六年七月一四日未明、イタリア・アペニン山脈のふもとラクイラの町から少し離れたリハビリテーション施設において、かねてより療養中であった Ian Falloon 先生が亡くなった。同年二月に開催された第二五回日本社会精神医学会の招待講演者であった Falloon 先生から「下半身が不随となり、訪日が急遽困難な状況になった」との知らせを受けてから、わずか半年後のことであった。前立腺癌を患い、脊椎転移などとも闘っていたが、急変を来したのは肺梗塞であった。おそらく脊椎転移巣により両下肢麻痺を来し、ベッド上での生活を余儀なくされたのが遠因になっていたのだろう。世界各地で早期介入をはじめとする精神保健の新たな展開のさ中、享年六一歳の、あまりに惜しまれる早逝である。

二〇〇四年の神戸における国際社会精神医学会の会場で、久方ぶりの再開を喜んだのも束の間、Falloon 先生より直接ご自身の病態を知らされた。すでに腰椎への転移があり腰痛のために脚を引きずりながら、「やっかいなものにとりつかれた、しかし親父も前立腺癌で八〇まで生きたから大丈夫だ、エビデンスのない余計な治療はしない」とおっしゃった他は長くは病のことはお話にならず、すぐいつものように話題はＯＴＰ（Optimal Treatment Project）の展開に移っていた。

Falloon先生は、一九四五年ニュージーランドのマスタートンで生まれ、六八年にオタゴ大学医学部を卒業された。母国で研修の後、英国モーズレイ病院で精神医学を専攻され、七三年にロンドン大学からPsychological MedicineのDiplomaを得られた。同年からはロンドン精神医学研究所でMichael Schepherd教授の指導により、社会精神医学の研究を始めた。七七年からは南カリフォルニア大学のAssistant Professor、その後Associate Professorに昇格され、九三年にニュージーランドのオークランド大学精神医学講座教授に就任された。翌九四年にローマの精神医学研究所のPier-Luigi Morosini教授とラクイラ大学精神医学講座のMassimo Casacchia教授の招きで渡伊、これを機にかねてよりの研究計画であった国際共同研究プロジェクトであるＯＴＰを主宰されることとなった。

Falloon先生の臨床精神医学研究は膨大である。[1]初期の業績として、ＳＳＴの開発やコーピング概念の検討と確立、さらにNew England Journal of Medicineと

Archives of General Psychiatry に掲載された統合失調症における包括的家族介入研究が挙げられるだろう。いずれも滞米中、四〇歳を前に才気に任せて成し遂げられた仕事で、同種の研究の先駆けとなったものばかりである。八七年にオックスフォードへ戻られる際の経緯はとうとう詳しく伺うことは無かったが、八四年にオックスフォード郊外のアイルスビュリー・ヴェイルの精神保健のコンサルタントに就任された先生は、着々とこの地域の新しい包括的精神保健サービス（バッキンガム・プロジェクト）の準備を進めた。その詳細は共に汗を流したGrane Fadden 女史との著書 Integrated Mental Health Care に詳しい。このプロジェクトの最大の収穫は、統合失調症の発症予防研究という、当時は誰一人として実践も実証もしようとしなかった計画であり、その成果はわずかに Psychiatry 誌に一篇の論文が掲載されているだけである。これが今日の Patrick McGorry 教授が発展させファルーン・マクゴーリモデルと呼ばれる早期介入モデルの原型となった。

九四年にイタリアへ渡られてからは、ペルージアの郊外ウンブリア地方を見晴らす美しい丘陵にＡＲＩＥＴＥ（Advanced Research Institute for Psychiatry）を設立し、ＯＴＰの研究遂行に全力を傾けていた。その成果は数々の論文にまとめられている。

筆者にとってFalloon先生との出会いは、運命的な偶然を極めるが、他所でも書いたのでここでは省略する。Falloon先生との出会いにより、内外に実に多くの精神医学臨床家や研究者の知己を得ることができた。最初の訳書である『インテグレイテッドメンタルヘルスケア』の翻訳に際して丸山晋先生にご指導頂き、日本社会精神医学会への入会を薦めていただき学会とのご縁ができた。二〇〇〇年には鹿島晴雄教授による慶應国際シンポジウムの開催にあたって、多数の海外からの招待者をご紹介いただいた。ボンやアテネで一週間缶詰になって受けたトレーニングコースで出会った仲間とはその後OTPの共同研究で親しく交流しているし、McGorry教授の早期介入研究への注意を引いてくださったのも、実はFalloon先生であった。

Falloon先生は、特にその研究方法や臨床実践の手続きについては強迫的なまでの厳しさがあり、時には周囲の誤解を招くこともあったと聞く。しかし、精神障害者に対してはもちろんのこと人種や民族に対する偏見は皆無であり、OTPを通じて精神科サービスの真のグローバリゼーションを目指されている方であった。ＯＴＰの実行に際しても、必ず地域特性への配慮を口にされ、各地域独自の文化特性との融合あってこその地域医療であることを強調されていた。酒を酌み交わした際には深夜までカラオケに興じ、"Globalization is not Americanization !"と気炎を上げていらした。自らもマオリの文化を愛され、深く理解され、地域とそこにある文化を大事にされていた。精神医療のあるべき姿を訴え、理想に忠実で信念を曲げない、孤高の方でもあった。両下肢が完全に不随となった後も、執筆を続け、死の四日前、各国のＯＴＰメンバーに最新のデータを取り入れたＯＴＰのテキスト原稿が送信されてきた。

エビデンスに基づく包括的な精神科サービスの実現を目指すことを誓いながら、Falloon 先生のご冥福を心からお祈りしたい。

日本国内で刊行されている Falloon 先生の主な著作

1 『インテグレイテッドメンタルヘルスケア――病院と地域の統合をめざして』イアン・R・H・ファルーン、グレイン・ファッデン著、水野雅文、丸山晋、村上雅昭、野中猛監訳。中央法規出版、一九九七年一月。

2 『家族のストレス・マネージメント――行動療法的家族療法の実際』イアン・R・H・ファルーン、マーク・ラポータ、グレーン・ファデン、ヴィクター・グラハム‐ホール著、白石弘巳、関口隆一監訳。金剛出版、二〇〇〇年九月。

3 『精神科リハビリテーション・ワークブック』イアン・R・H・ファルーン、鹿島晴雄監修、水野雅文、村上雅昭編著、慶應義塾大学医学部精神神経科総合社会復帰研究班著。中央法規出版、二〇〇〇年六月。

3は、わが国における独自の経験に伴う改訂を重ね、さらに文中で紹介した遺稿も盛り込み『リカバリーのためのワークブック――回復を目指す精神科サポートガイド』(水野雅文、藤井千代、佐久間啓、村上雅昭編、中央法規出版、二〇一八年六月)として刊行されている。

注

(1) 本稿の初出論文には、Falloon 先生の主要文献の一覧が掲載されている。

(二〇〇七)

第3章　地域ケアにおける臨床倫理

1

『精神科臨床倫理 第四版』

倫理の問題はそれに綻びが生じたときに、初めてその潜在的意義に気づかれることが多い。

精神科医療の普及や一般化とともに求められるのが、精神科医や精神医療福祉従事者の高い倫理性であろう。地域ケアが日常となりつつある今日では、古典的な職業倫理としての医療倫理に加えて、サービス提供側と患者・家族などの利用者側の両者を取りもつ、新たに柔軟なルールが必要になる。

精神科で提供されている医療サービスは、多くの人々にとっては疎遠で難解なものである。時には本人が同意しないまま、いわば強制的に治療が施されるこの分野では、専門家側の説明責任は、一層厳しく求められている。臨床において守るべきルールやその扱いは、提供者と利用者の両者がつくり上げていくものであろうし、こうしたルールは生き物であり時代により変化するものであるから、継続的な議論が必要になる。提供される内容が一般人の理解を超えた高度な専門技術であるほど、フェアな倫理に基づく行動指針が必要である。

特に地域ケアの拡大により、サービス提供側に立つ職種の広がりは著しい。専門教育を受けた専門職ばかりでなく、支援者やボランティアまで、十分な経験や教育なしに現場へ出る人もいる。サービスを求める側のニーズをくみ取ったり、時には主張したり説明できない状態にある当事者や家族の尊厳への配慮やその情報の扱いに対しては、専門家間の注意が必要であるし、精神科医療の濫用には私たち自身が厳しい目で律していかなければならない。こうした問題も含めると倫理の課題は社会精神医学の中の主要な課題である。

『精神科臨床倫理 第四版』[1]を訳出したのは、東邦大学精神神経科へ着任して間もなくの二〇〇七年頃からだった。この教室ならではの仕事をしていきたいと考えるうちに、教室員を中心に仲間の先生方と訳出した。翻訳途中で第四版が出てしまい、章によっては訳しなおした。製本されてみると七二一ページもあり、枕になりそうなくらい厚く、とても高価だ。絶対に売れないと思ったのに、重要な内容だからと言って出版してくださった星和書店の石澤雄司社長には今も感謝しているが、やはり増刷はされていない。

教室員には、英語は翻訳本ではなく原書を読むことを強く勧めているが、自分ではこれまで何冊かの英語本を訳出した。内容がとても難解で、英語がよほどできるか、内容に精通していないと理解できない本は、多くの人に理解してもらうためにたとえ英語でも訳本を出す価値があると思うからだ。両者に精通しているNCNPの藤井千代部長が仲間にいなかったら、この訳本は日の目を見ることはなかった。

わが国の精神医学はもともとすべて輸入学問といってもよいくらい欧米の精神医学を忠実に学んでいる。それでいながら、精神医学の領域の中でも、臨床倫理ほど日本の精神医学界に紹介されていない分野は珍しい。

臨床倫理との出会いは、マクゴーリ先生の早期介入の翻訳を出版する際に、恩師である鹿島晴雄先生から倫理的課題を看過しないようにとご指導頂いたことに始まる。早期介入は、当時は精神科では断種を想起させる発想であり、ナチスドイツに受けた外傷はまだ十分な手当てを受けていない状態のままで、この点は今もあまり変わっていない。

精神科の臨床倫理に課題は多く、隔離、身体拘束や強制治療、新しいところでは〝事前

表3　精神科医師の臨床倫理

Ⅱ．精神科医師の倫理綱領（公益社団法人 日本精神神経学会）

1. 人間性の尊重	7. 乱用と搾取の禁止
2. 適正な評価	8. 人格の陶冶と技能の維持
3. 最善の利益の提供	9. 精神科医師相互の責務
4. 自己決定権の尊重	10. 研究倫理の遵守
5. 守秘義務	11. 社会貢献
6. 無危害	12. 法と制度への責務

各項目の解説は、公益社団法人日本精神神経学会ホームページを参照のこと。
https://www.jspn.or.jp/uploads/uploads/files/about/ethics.pdf（2020年7月15日最終確認）

指示[2]″のようなこれから重要になる課題も多い。事前指示は、藤井千代の指導により、あさかホスピタルの精神科医渡邉理がわが国では先進的な仕事をしていた。彼の急逝が実に悼まれるが、志を引き継いで発展させるべき重要なテーマであると思う。

　表にした「精神科医師の臨床倫理」は、委員長をさせて頂いた日本精神神経学会の医療倫理委員会が中心となって策定し、二〇一四六月二五日に制定された。前文に続いて一二項目が挙げられている（表3）。

　これは会員に限定したものではないが、精神科医師の倫理綱領とされている。地域ケアシステムが理解され社会実装されれば、多職種チームが地域に入る。そうなれば、すべての専門家のための、あるいはボランティア活動家なども含めた倫理綱領が必要になるだろう。家族や親戚、近隣住民にも、モラルやマナーあるいは道徳という意味でのアンチスティグマに裏打ちされた態度や行動が求められるが、それは後で述べるリテラシー教育の成果に期待することになるだろう。

（書下ろし）

注

（1）Bloch S & Green SA eds. Psychiatric ethics, 4th edition. Oxford University Press, Oxford, 2009.（シドニー・ブロック、ステファン・A・グリーン編、水野雅文、藤井千代、村上雅昭、菅原道哉監訳『精神科臨床倫理 第四版』星和書店、二〇一一年）

（2）事前指示（advance directives）とは、当事者自身が将来能動的な意思決定ができなくなったときに受けたい治療または受けたくない治療について、判断能力のある状態のときに示しておくもの。詳しくは『精神科臨床倫理 第四版』五〇〇頁参照。

2

〝再施設化〟しない脱施設化

ここでは、脱施設化を三〇―四〇年も前に成し遂げたとされている欧州において「再施設化（re-institutionalization）」という新語が登場しつつあることを紹介しながら、わが国における脱施設化成功への戦略を考えてみたい。

脱施設化の先にある再施設化（re-institutionalization）

一九五〇年代に始まった巨大精神科病院を持つ欧米諸国における脱施設化の流れは、当時の臨床精神科における時流を生み出し、数値上も確かな成果をもたらした。その結果として精神科サービスは外来診療が中心になり、さらにはＡＣＴ（Assertive Community Treatment）や早期介入といった地域中心型サービスが誕生することになった。こうした脱施設化あるいは脱病院の流れは、薬物療法の発達やさまざまなイデオロギーの同時多発的な変化がもたらした臨床精神医学上の大きな進展であると筆者は考えていた。しかしながら近年こうした脱施設化が転じて欧州全体に〝再施設化〟とも名づけるべき事態が生じている と警鐘を鳴らしている論説が目に留まった（文献6、7）。

「施設化再来　見える塀と見えない塀」と題されたロンドン大学のStefan Priebeらの論説（文献7）によれば、再施設化現象は、触法病床の増加、地域内での強制的治療処分への司法介入の増加、さらに居宅ケア（residential care）や支援付住宅（supported housing）の増加を特徴としており、これらの利用者にはかつてブロックとモルタルづくりの塀に象徴された因習的な施設を終の棲家にせざるを得ない状況が迫っているという。もちろん病院ではないいわゆる生活施設に塀はない。代わりに脱施設化を象徴する、地域における新しい各種サービスが提供されているのであるが、実はそこには見えない塀が着々と整えられてきており、これらが再び施設化の片棒を担いでいる。

例えば、地域ケア推進の象徴のひとつともいえるＡＣＴについての論考は下記のごとくである。ACTの訪問チームは自ら治療を求めない重症の利用者のもとへ積極的に出向き、利用者がサービスと常に密接な関係を維持できるように努めている。その結果利用者とスタッフの間には永続的に奇妙な相互関係性が確立し、あたかも施設外施設のような囲い込みが生まれており、ACTチームが見えない塀に囲われた「地域の中の病棟」をつくり出している（文献10）という。スタッフは、利用者が自分たちのサービスが及ばない地域では到底自立できないと確信し、利用者の移動や引越しを拒み、利用者を自立生活や通常の雇用につながることを結果的には後押ししない施設化された環境を提供してしまっている。善意に満ちたACTのスタッフは自分たちの行為が倫理的課題を負っていることに気づいていることは少なく、現にこうした点についての研究は英国においてもほとんどなされていない。さらにACT利用者の視点については全く考察されたこともなく、利用者がどんな思いでACTサービスを体験しているかは全く不明であるという（文献10）。

続いてPriebeらはこうした現象の影にある多数の問題点を挙げている。新たな地域サービスの利用料の高さ、施設内ケアの効果研究の乏しさ、脱施設化後に生まれたサービス内容の質の低さ、利用者の自律性への配慮が不十分でむしろ施設依存性を高めていること、などである。イタリアやドイツにおいては旧公立精神病院の建物がそのまま地域内施設として再生され地域ケアの生活施設として提供されているところも多いが、そこで提供されているサービスは脱施設化前の病院当時よりも一層低下したものとなっていることが報告されているという（文献2）。

Priebeらは、多数の利用者の中には、実は施設内ケアを望む人が確実にいるのではないかという根本的な疑義も隠していない。周知のように慢性の精神障害を持つ人々の多くは、自ら声を上げることは少なく、いわゆるコミュニケーション技能は低下しており、社会的な接触を自ら積極的に持ちたがることはほとんどないといってもいいだろう。従ってこれらの人々の真のニーズはなかなか声にはなりにくく、しばしば当事者代表として雄弁に語る人の視点は必ずしもこれらの人々のものを代表しているとはみなせないのである。

以上が英国のPriebeらにより立て続けになされている欧州の精神科サービスの〝再施設化〟への懸念と、その背景にある問題の指摘の要点である。脱施設化を目指すわが国にとって、そのめざすべき先例が民間施設による再施設化を進めているという事実があるとすればなんとも皮肉な結果である。新たなサービスシステムをめぐり、重症者の自律性《オートノミー》をいかに尊重できるか、もっとも脆弱にして自己主張することのない利用者の真の利益を代表しているのか、という謙虚な問いかけは未だ希少ではあるがゆえに貴重である。

総じて言えば脱施設化あるいは脱病院化は数値上進んでも、そこで提供されるサービスの内容あるいは質が問われるのであり、地域ケアに視点を当てると、それだけでなくさらに市民の支持と支援あるいは社会の本質が脱施設化の出来栄えに大きな影響を与えていることが理解されよう。障害の克服手段をいかに獲得しうるかという点で、エビデンスに基づく科学的検討は着実に進んでいるのかという問いかけとも読める。

近年わが国の地域精神科サービスの資源は、生活施設や就労支援において不十分な点があることは間違いないが、治療環境という意味では格段の進展を認めている。開業診療所は著しく増加し、過当競争は目前である。一昔前には考えられなかった充実ぶりである。しかしながら自ら治療を求めることのできる利用者にとっての選択肢の増加を喜びつつも、自らは治療の必要性を常には感じていなかったり、近隣に対して潜在的脅威を感じさせるような言動のある利用者に対するサービスのあり方が問題となってきている。

サービスの質とあり方

以上のような解釈は、筆者がわが国旧来の精神科病院を支持するものでもなければ、地域精神科サービスの進展を急ぐべきでないと主張するものでもない。しかしせっかく半世紀近くも後塵を拝しながら脱施設化するのであるから、先進諸国の轍を踏まない注意くらいは払うべきであろう。

精神障害は身体障害や知的障害とは異なり固定された障害にあらず、常に疾病という側面を有している以上止むを得ざる入院は必須であり、それがときに他の身体疾患とは比べ物にならない長期に及ぶことも、脳という極めて精緻な臓器の機能不全に基づくものとして受け入れざるを得ない事実である。ニューロサイエンスの進歩はいつの日か原因療法を究明するものと期待するところであるが、今日いわゆるリハビリテーションは工夫を重ね、薬物療法の進歩とともに精神科治療に新たな段階をもたらしていることは周知のとおりである。しかしながらいかなる治療が研究成果を挙げようとそれを最終消費者である当事者に届ける手段が旧態としていては、その成果を存分に発揮することはできない。その意味で入院、外来ともに、今日の治療技術にあわせた柔軟なインフラの整備が急がれているることは間違いない。大切なことは、地域中心という視点の出所は他ならぬ当事者とそのもっとも身近な援助者中心という発想に根ざしているはずであるという点ではないだろうか。

欧米の多くの医療サービスには、“principles”とよばれる根本方針とか信条とも呼ぶべきものが掲げられていることが多い。これらはもちろん博愛とか慈悲といった医療サービスを超えた人道主義の表明であったりする場合もあるが、ここでいう方針・信条とは、各医療サービスにおける行動原理や価値観を表明する具体的な文言を指し、そこに帰属する全てのスタッフの行動規範となるようなものである。これらの方針・信条は、もちろん施設の組織としての平静におけるあり方を規定するだけでなく、日々のサービス内容の実行手段にまで影響を与えていることが多い。これらの中には地域精神科サービスの実践家や研究者によって、サービスの理想的なあり方として示されているものもある。

臨床サービスの現場から示されたものとしては、Falloonによる英国バッキンガムシャでの臨床研究成果がある（文献3）。またThornicroftらは、地域ケアの概念の中で、利用者にとってのサービスの改善に留意すべきポイントを、利用者、地域、国といったサービスの場ないし地勢的要因と投入、過程、出力という時間ないし経時的要因を配列したマトリックスモデルにより整理してわかりやすく示しているが、この書の中でThornicroftとTansellaはthree ACEsと名づけた9項目からなる方針を示している（文献9）。ファルーンの4A（Accessibility, Acceptability, Accountability, Adaptability）とThornicroftらのthree

ACEs（Autonomy, Continuity, Effectiveness, Accessibility, Comprehensiveness, Equity, Accountability, Co-Ordination, Efficiency）には重複する項目があるので、これらを中心に以下にその内容を概説する。なおファルーンの４Ａは、本書においてはすでに第１章３において、一九九〇年代後半のみなとネット21のサービスが心掛けた４Ａとして触れたが、ここではより今日的な一般論として地域ケアサービスのあり方を再考する。

Accessibility（利便性）とは施設へのアクセスのしやすさであり、地理的な問題だけでなくサービス内容のわかりやすさも意味している。サービスへ到達する時間には、距離的、地理的なアクセスのしやすさはもちろん重要なことである。加えて、今日の精神科サービスにおいては予約待ちの期間や受診に際しての心理的バリアやスティグマの問題も含まれる。また時間外受付などの入り口の広いサービスもこれに含まれよう。しかしながらアクセスのし易さが過ぎるとデメリットも生じる。例えば、患者が自己対処できるような状態の時でさえも、専門家を受診するような事態が起きてしまう。

Acceptability（受容性）とは利用者が、後に述べる自律性を失わずまたスティグマを感じずに利用可能であり、費用負担に見合うかそれ以上のメリットがあると感じられるサービスであることを指している。地域サービスの従事者は、利用者と同じくその地域の住民であることも多い。必ずしも法律上の守秘義務を負わない地域サービスに従事する専門職の守秘義務についての認識も、脱施設化をすすめる上でさらに強調されるべき課題であろう。

Accountability（説明責任性）の訳語は難しい。ここでは専門家がその内容の確かさを公明正大に開示し、説明する姿勢を指すが、精神科領域の疾患は風邪やケガとは異なり、形が見えず、一般人にとっては馴染みが薄く、サービスも日ごろは多くの人にとって縁遠い存在である。専門家が理解するところを、そのまま説明し理解していただくには難解であり、簡単に説明しようとすると大事な部分が欠落してしまう。繰り返し説明しても、そもそも不明な点だらけであるから、難しいことに変わりはない。サービス利用者は専門家を否応なく信頼して任せるしかないという関係性が生じる。そこでそのサービスで提供される内容は、経験主義ではなく、明確な科学的エビデンスに基づいていることが重要である。地域サービスは、医師患者関係という意味での個人に対してと、より広い意味で社会に対しても説明責任を負うべきである。科学的根拠のない治療をさも効果的であるかのように行うことは、専門家の提供するサービスとして許されないことである。従って介入に関わるスタッフの技量も繰り返しの研鑽によって質的に担保されていることが大事になる。説明する側には嘘をつかない、隠さない、という基本的な姿勢が欠かせない。

Adaptability（適応性）とはサービスの持つ機能的柔軟性を広く指している。特定の障害のある時期にはとても専門性を発揮するが、ほかの障害には全く対応できない施設が地域にあって精神保健サービスの専門機関だと称されても地域にいる多くの利用者のニーズには応えられない。各障害のさまざまな時期やニーズに応じることができること、さらに時代の変化や地域のニーズの変化にも適応していけるサービスであることが大事である。その意味ではThornicroftらのComprehensivenessとも重複する。新しい治療方法、例えば新薬などに対してはいち早く検討し知識を有するべきであるし、長い間には地域住民の年齢層の変化で疾病構造やニーズも変わってくるのでそれに応じて変化していく適応力が求められる。今日の事業活動にはsustainability（持続可能性）が求められているが、adaptableでなければsustainableであることはおぼつかないだろう。

Autonomy（自律性）の尊重は前述のようにACTのような訪問サービスにおいて得に重視されるべき視点である。地域サービスにおいては利用者側の自由意思の発揮や意思決定における独立性が保たれていることに十分な注意が払われるべきであろう。症状に応じた訪問とその継続性は重要であるが、度を過ぎると本人の自律性を脅かし、かえってリハビリテーションを妨げることになる。サービス側にゆとりがあり、提供できる時間帯や方法が固定化したサービス内容ではなく、ニーズに応じて臨機応変なものであることが求められる。

Comprehensiveness（包括性）という Thornicroft らの用語には二つの側面があり、ひとつはサービスの対象とする障害の範囲が多岐にわたっていること、もうひとつはその対象者が年齢、性別、人種や診断によらず幅広いことを意味している。この点近年のわが国における診療所は数の増加をみたものの、個々の対象疾患が神経症・うつ病圏を対象としたサービスと統合失調症をはじめとするより重度の精神障害を対象としたものとに暗黙のうちに二極化される傾向がみられるように思う。

Continuity（継続性）に対する認識も重要である。サービスの時間的な連続性を意味するだけでなく、同じサービススタッフによる継続性が保たれることにも注意を払う必要がある。わが国では今後脱施設化により元の施設から地域の施設への紹介が進むことになろうが、ここではいったん治療の連続性が途切れることになり、患者治療者関係も危機に瀕することを念頭に入れておく必要がある。

Comprehensiveness をめぐっての筆者らの解釈は、Thornicroft らのものとは別の切り口も持つ。筆者らは拙著（文献12）にも示したとおり、地域ケアの中で提供される精神科サービスは、システムとしてcomprehensive（包括的）であり、個（当事者）を中心にみればintegrated（統合的）なものであるべきと考えている。そこで次に、その意味でのcomprehensivenessの内容について考えてみたい。

サービス内容に盛り込まれるべき治療的視点

以上のようなサービスのあり方に対して、サービスが提供する内容に関して忘れてならないのは今日の治療技法の進歩であり、科学的エビデンスに基づく治療戦略であろう。薬物療法の進展をめぐっては非定型抗精神病薬の開発や単剤少量からの処方などについて多々述べられているとおりである。

一方心理社会的治療と呼ばれる認知行動療法や認知機能リハビリテーションについてはすでにエビデンスは蓄えられているものの、わが国では臨床場面での活用は極めて乏しいのが現状である。

生活のしづらさや生活障害と呼ばれるものの背後には、認知機能の障害があることを忘れてはならない。これまでの治療の中心は幻覚や妄想をはじめとするいわゆる精神症状の改善が一義的であった。地域ケアの時代を迎える中で、どちらかと言えば副次的な位置づけにあった生活機能や社会機能の改善の重要性にも、もっと目を向ける必要がある。保険点数に収載されなければその治療は行わないという姿勢ではなく、従来実施されている治療を、得られたエビデンスに基づいて抜本的に見直したり、改良を加えるという発想も重要であろう。これらの成果がデイケアなどのプログラムの中に生かされ、合理的に配置されてこそ治療としての真価を持ちうるのである。

しかしながら薬物療法と異なり、これら心理社会的治療は施設や周辺環境の状況により、提供できるサービス内容や求められるニーズには大きなばらつきがある。また統合失調症のリハビリテーションが目指すものは、脳の認知機能の回復から、就労に代表されるような社会的役割や機能の回復に至るまで幅広くかつ多彩である。従っていわゆる慢性期の症例に対するだけでなく、急性期治療の段階からリハビリテーションに向けたさまざまなアプローチが開始されているべきであろう。その意味では脱施設化の推進は長期入院者を対象にのみ考えられる問題ではなく、次に述べるような予防的視点にまで広げるべきであろう。

またその効果を挙げるためには病期に応じたリハビリテーション内容が求められ、それぞれの場面において専門的な知識も必要になる。従ってこれを医師一人で実現することは困難であり、多職種の協力体制が必要になってくるのである。

新たな施設化に対する予防的視点

脱施設化の問題をともかくも解消した欧米を中心にして、今日の精神科サービスにおいて最も注目を集めているトピックスのひとつは、統合失調症をはじめとする精神障害の予防というテーマである。新たな長期入院例を生み出さない努力は、必ずしも疾病の発生を食い止める一次予防にのみ意義を見出すのではなく、早期発見による軽症化という二次予防の観点も重視されている（文献1、4）。

早期発見・早期治療により疾病の進展を食い止め転帰を改善するという着想は医学一般の常識であり、精神医学においても例外ではないだろう。しかし早期の介入をする前の大前提は、早期介入により確かに転帰が改善されることであり、そのエビデンスとそれをもたらす治療技術が存在していることである。果たしてこの課題は九〇年代から注目されはじめ、すでに早期介入の有効性を示す多くのエビデンスが蓄積され、倫理的問題も含め幅広い議論がなされてきている。その背景には、非定型抗精神病薬の出現により、早期から副作用のより少ない薬物療法が開始可能となったこと、少量の薬物療法と心理社会的治療の併用が予後改善に優れていることについての認識が専門家の間に浸透していること、家族会を中心にアンチスティグマ・キャンペーンが功を奏してきていること、何よりも早期介入により転帰が改善しているというエビデンスが蓄積されてきていることなどが挙げられる（文献5）。

しかしながら精神障害の早期介入の実現にはさまざまな困難が待ち受けている。明らかな精神病症状が始まってから、精神科サービスの専門家の治療を初めて受けるまでの期間、すなわちDUPの数値は、精神保健に対する関心やサービスの利便性、スティグマの大きさなどを知る上でも、また研究における対象群の性質を知る上でも非常に重要な目安とされている。

第4章で詳しく述べるように、筆者らの調査によれば、東京都心の大学病院の外来と、都区内の精神科病院の外来での平均値は一三・七ヶ月であった（文献11）。読者はこの値をみてどのように感じられるだろうか？　ちょっとした風邪で発熱があるだけでもかかりつけ医を受診して抗生物質の処方を受けて安心する人の多い国民性を考えても、正体不明の声に苛まれて不安でつらい日々を、専門家の援助にも非定型抗精神病薬の恩恵にもあずからず、実に一年以上もじっと苦痛に耐えているという事実は、脱施設化と地域ケアの実現を達成する上で何としても短縮する必要を迫っているのではないだろうか。その公衆衛生的意義を考えると、これは今日社会問題としてクローズアップされるべき由々しき事態といえよう。

ちなみにこの数値は、実は諸外国と比較すると特段に長いわけではない。九〇年代に行われた欧米のデータを見ると、標準以上の精神科サービスを有する国々でもどこもおよそ一年内外の値になっている。欧米諸国においてＤＵＰ短縮に向けてさまざまなキャンペーンが行われている所以である。

ではいったいなぜこのような事態がおきているのであろうか？　その理由はいくつも考えられるだろうが、患者自身や家族による疾病の否認、社会や地域からの孤立によるもの、精神保健システムや精神疾患あるいは精神医療に対する偏見、自発性低下をはじめとする陰性症状による受診機会や専門職との接触機会の喪失などがあげられるだろう。いずれにせよ、ＤＵＰがこれほどに長いということは、専門家間においてさえ、これまであまり認識されて来なかったことである。若年者を中心とする新たな症例は、発症間もない時期においてこそ、現実との接触を喪失したり、時には自傷も含めた衝動的で不適切な行動が顕在化する。病識の形成や治療関係の確立上重要なのも実はこの時期である。

このDUPの短縮をめぐっては各国でさまざまな努力が開始されているが、そこに共通する戦略は知識の普及やサービスの向上に加えて、アンチスティグマ・キャンペーンである。市民の、まず自身の中でのバリアの解消こそが精神障害とそれを負う人々への理解につながり、地域社会の中での真の受け入れにつながっていくのではないだろうか。

脱病院における過程と早期発見における過程では、施設の問題と並んで市民社会のあり方も大きな課題である。専門家の節操と市民社会の品性のようなものが問われているのかも知れない。この点についてはすでに菅原により脱施設化における市民社会側の陥穽の指摘と、それに対する方略としての情報公開の重要性や市民オンブズマンの提案がなされている（文献8）。

成熟しつつある社会の中で、精神科サービスの提供者も利用者も確固たる立場を得たいものである。

文献

1　Edwards J & McGorry PD. Implementing early intervention in psychosis. Martin Dunitz, London, 2002.（J・エドワーズ、P・D・マクゴーリ著、水野雅文、村上雅昭監訳『精神疾患早期介入の実際——早期精神病治療サービスガイド』金剛出版、二〇〇三年）

2　Fakhoury W, Murrey A, Shepherd G et al. Research in supported housing. Soc Psychiatr Epidemiol 37, 301-315, 2002.

3　Falloon IRH & Fadden G. Integrated mental health care. Cambridge University Press, Cambridge, 1993.（イアン・R・H・ファルーン、グレイン・ファッデン著、水野雅文、丸山晋、村上雅昭、野中猛監訳『インテグレイテッドメンタルヘルスケア——病院と地域の統合をめざして』中央法規出版、一九九七年）

4　McGorry PD & Jackson HJ. The recognition and management of early psychosis: a preventive approach. Cambridge University Press, Cambridge, 1999.（パトリック・D・マクゴーリ、ヘンリー・J・ジャクソン編著、鹿島晴雄監修、水野雅文、村上雅昭、藤井康男監訳『精神疾患の早期発見・早期治療』金剛出版、二〇〇一年）

5　水野雅文「精神疾患発症の前駆症状と働きかけ」、岡崎祐士、武田雅俊担当編集『新世紀の精神科治療［新装版］10　慢性化防止の治療的働きかけ』一九〇－二〇五頁、中山書店、二〇〇九年。

6　Priebe S & Turner T. Reinstitutionalization in mental health care. Br Med J 326, 175-176, 2003.

7 Priebe S. Institutionalization revisited: with and without walls. Acta Psychiatr Scand 110, 81–82, 2004.
8 菅原道哉「地域精神保健・福祉活動と臨床倫理」、『精神神経学雑誌』一〇五巻、一四三七—一四四三頁、二〇〇三年。
9 Thornicroft G & Tansella M. The mental health matrix. Cambridge University Press, London, 1999.
10 Watts J & Priebe S. A phenomenological account of users' experiences of assertive community treatment. Bioethics 16, 439–454, 2002.
11 Yamazawa R, Mizuno M, Nemoto T et al. Duration of untreated psychosis and pathways to psychiatric services in first-episode schizophrenia. Psychiat Clin Neurosci 58, 76–81, 2004.
12 水野雅文、村上雅昭、佐久間啓編著『精神科地域ケアの新展開』星和書店、二〇〇四年。

（二〇〇五）

3 これからの精神科地域ケア

精神科における地域ケアは、特にわが国にあっては入院治療に相対するものとして、あるいは脱施設化後のサービスのあり方として捉えられ、論じられてきた。統合失調症に対するケアの場が、入院中心ではなく地域中心のものであるべきことは今更論を待たない。欧米では、半世紀以上も前から脱施設化が実行され実現されてきた。しかしアメリカの脱施設化は大量のストリートピープルを生み出したし、イタリアでは当初旧精神病院の建物の中に多くの生活者が留まらざるを得なかった。脱施設化を唱えるのは簡単であるが、住居の確保ひとつも実は困難である。保険点数は全国均一でありながら、利用できるあるいは用意できるサービス内容や技能は、施設差も地域差も大きい。

統合失調症の治療論においては、今日では身体疾患同様に予防の概念にまで立ち入った早期介入の議論も活発になされている。地域ケアのあり方をめぐってわが国の事情に適合する成熟したサービスの確立が期待されている。

ソーシャル・インクルージョンを達成するネットワーキング

わが国の地域ケアの議論は、長期入院者を社会へ戻す、復するという概念で組み立てられてきた。今も長い入院生活をしている人が多数いることを思えば、極めて重要でかつ喫緊の課題であることは間違いない。だがここで、これからの精神科地域ケアを考える時、そろそろ早期発見、早期介入を軸に、社会から引き剥がされない仕組みで支えられた地域ケアモデルを考えていく必要があるように思う。

欧米では、近年の社会福祉の再編にあたって、社会的排除（失業、低所得、粗末な住宅、高犯罪率、劣悪な健康状態や家庭崩壊などの諸問題を抱えた個人や地域）に対処する戦略として、その中心的政策課題のひとつにソーシャル・インクルージョン（社会包摂）を挙げている。ソーシャル・インクルージョンは、「全ての人々を孤独や孤立、排除や摩擦から援護し、健康で文化的な生活の実現につなげるよう、社会の構成員として包み支え合う」という理念である。二〇〇〇年一二月に当時の厚生省でまとめられた「社会的な援護を要する人々に対する社会福祉のあり方に関する検討会報告書」では、社会的に弱い立場にある人々を社会の一員として包み支え合う、このソーシャル・インクルージョンの理念を進めることが提言されている（文献1）。

障害の形成過程を前方視的に考えれば、発症早期の時点からの包括的サービスと、包摂することを自明とする洗練された社会の確立が望まれることは述べるまでもない。病いを得てしまった時に、医療機関を受診するだけでなく、ある一ヶ所のサービスへ行くだけで、適切なあるいは必要とされるであろう医療・保健・福祉サービスの所在を知ることができるワンストップサービスのような仕掛けも求められるだろう。ファーストコンタクトを容易にすることは、DUPの短縮や治療脱落を防ぐだけでなく、社会的孤立をも防ぐ。

かねてから福祉サービスは最重症者をモデルとして整備していけば、より軽症者にもそのメリットが届くと考えられている。しかし精神障害においては例外も多い。就労支援事業には、入院経験は一度もない若い精神障害者がハローワークを通じて多数応募してくるという。軽症でありながら一般就労はできない者への個別的支援は始まったばかりであ

る。きわめて軽度の認知機能障害がその人の社会生活にどれほどの困難をきたしている
か、そのリハビリテーションの戦略と技法には、精神医学的ないし神経心理学的視点が不可欠である。発症したての若者を、病を抱えつつも地域社会の中に引きとどめる工夫が必要であり、福祉に丸投げでは済まされない課題である。

地域ケアにおける臨床倫理

地域化推進をめぐるさまざまな議論や実践を振り返る中で、わが国において検討不十分な課題として、臨床倫理の問題を挙げざるを得ない。地域化推進の医療上の合理性や財政上の課題が大きすぎ、倫理的検討の余地が入りこむ隙間を与えられていなかったともいえよう。

地域化に伴う倫理的課題は多い。例えば、今日再び関心を集めているチーム医療の主軸となる多職種チームによるサポートは、医学的な合理性には富むものの、容易に想像できるように守秘義務（confidentiality）には極めて脆弱な構造である。アウトリーチで用いられる理想的な多職種チームには、守秘義務を負わない非医療職の援助者の参加も求めら

れるが、それらが地域をベースにしたものであれば、個人情報は噂話のリソースになる恐れがある。特に対象者がより重度で、住民に危険を及ぼす可能性がある場合など、いわゆるモラルパニックさえ呼びかねず、スティグマの助長や非同意入院の増加を招く。平時においてさえ近隣との関わりは容易に噂話やスティグマの対象になるが、大規模な自然災害の後など、有事の避難所や地域での連携を強めなければならない時には、一層この課題があからさまになる。

地域ケアが進めば、地域社会は精神科医に他者保護をめぐる役割も期待しかねない。タラソフ事件にみるように、誰に対してどのような危険があるかが特定される場合は、医師がその他者を保護する義務があることは社会通念に照らしても明らかな場合もあるが、誰に対して起こるかが特定できない場合には判断がより難しくなる。そのような状況の中で発揮される医学的なパターナリズムの問題は、医師の慈善心と患者の自律性を丁度良い形とバランスで医師患者関係に持ち込むことが求められるだろう。しかしこれは極めて複雑な問題でありしばしば倫理的矛盾も生じてくる。地域ケアの場面で時として父権的介入を行うには、このように不確かな葛藤に直面できる成熟した理念を持ち、かつ優れた判断ができるスタッフが求められる。

昨今、保護者制度が強制治療との関係の中で議論されている。欧米における地域化の成功には、救急体制の整備やリハビリテーション推進のための資源の充実とともに、一方で司法精神病院や強制治療の歴史があったことにも十分な理解が必要である。退院した患者が、市民社会の中で自立した存在であり続けるためには、自立を尊重しつつ強制的医療をシステムとして残さざるを得ないという、一見矛盾した倫理的視点が複雑に絡み合って得られる微妙なバランスが求められるのであろうか。市民社会における精神障害（者）への偏見は根強い。大震災後のような困難きわまる時においてさえ、スティグマはあらゆる場面で顕現し発揚される。地域化や個別的な治療関係の維持はその推進以上に困難があり、不要不急の入院や外来通院も含む安易な管理的強制治療の実行によって、その理念はたちまちに歪められてしまうことには十分な注意が必要である。

こうした社会システム上ともいうべき脆弱性に対して、治療を受ける側の権利にも着目した事前指示（advance directives）や共同危機対応計画（joint crisis plans）についての議論を始めるべき時期に来ている。

超高齢社会における地域ケア

次に取り上げたいのは、迎え入れる側の人口構造の変化である。人口の都市集中傾向は、世界的現象でありわが国とて例外ではない。人口の一極集中はすなわち選挙民の集中であり、その結果としてもたらされる都市の外縁の切り捨ては医療をはじめとする地域のヒューマンサービスに甚大な影響をもたらしている。今日の日本の多くの政策やシステムの立案が、一部の都市生活者の視点や想像を超えられず、地方に対する思いやりや配慮に欠けることはしばしば指摘されるところである。高度都市機能を支える中心都市に隠れ、周辺部分では六五歳以上の高齢者の割合が五〇%を超える限界集落が発生し、日常生活を支える中規模都市へのアクセスさえままならない地域が発生している。

もっとも特に高齢者が都市に生活する恩恵は、経済的安定が先立ち、交通機関や都市間の移動が保障される強力な社会支援システムが安価で提供されていることが前提になる。都市化に伴い伝統的な規範や社会文化は崩壊させられ、家族と地域社会による高齢者支援のためのネットワークが壊れかけている。こうした中で高齢者ができるだけ長い期間自主性自立性を持ちながら独立した生活を送れるように支援する体制の整備が必要であり、社会経済的に弱い立場の人を支える社会保護制度が求められている。精神科病院入院者の平均年齢が六〇歳を超えている今日においては、地域化にとって大切な前提である。

国立社会保障・人口問題研究所の一八年の推計によれば、東京都の人口は、二〇二〇年時点では一五―六四歳の人口は八九八万人（約六六％）を占めているものの、二〇四〇年には六五万人減少する一方、六五歳以上の高齢者は現在の三二一万人（二三・四％）から四〇〇万人（二九・〇％）に膨らむという（文献2）。七五歳以上の後期高齢者が二〇〇万人（一五％）を超え、そのうちの四割以上が独居で生活する都市の姿を想像しながら対策を打たなければならない。

都市部では今後、ひとり暮らしの若者が高齢化する。社会的孤立や日常生活支援などが課題になる。「孤族」の誕生や「無縁社会」、「おひとりさま」と呼ばれる社会的孤立を食い止め、単身化、未婚化、少子化が進もうとする社会の中で共生社会をつくる工夫が求められている。患者、障害者全体の高齢化、あるいは加齢に伴う新たな問題の発生へも対処することが、自殺者の抑制などさまざまな課題への解決の一助ともなるだろう。

今後脱施設化により元の施設から地域のサービスへの紹介が進むことになろうが、信頼関係が築かれた治療関係や治療の連続性が途切れることになり、医師患者関係も危機に瀕することを念頭に入れておく必要がある。

二〇一一年三月一一日の東日本大震災は、物心両面への粉砕、破壊をもたらしただけでなく、装飾を暴きさまざまな物事の底や本質を露呈させた。社会全体がひとつのシュープを体験したともいえるだろう。二〇二〇年にはCOVID−19が全世界を襲い、基本的な日常生活の形も変わりつつある（文献3）。

悪夢を振り払うように病前へ復することだけを目指すのではなく、新しい生き方や価値観を見出しつつリカバリー（ここでは復興）を体験する機会として捉えることが大切になる。

今日までのわが国の精神科医療を支えてきた精神科専門病院には、地域においても即実践可能なノウハウが内在されているはずだ。究極の対人サービスである医療や保健、福祉にとっての根本原理である連帯や絆の重要性を再認識しながらこれからの地域ケアを考えていきたい。

文献

1　厚生労働省「『社会的な援護を要する人々に対する社会福祉のあり方に関する検討会』報告書」、二〇〇〇年一二月。
2　国立社会保障・人口問題研究所「『日本の地域別将来推計人口』（平成30［２０１８］年推計）について」 http://www.ipss.go.jp/pp-shicyoson/j/shicyoson18/3kekka/Municipalities.asp（二〇二〇年一一月九日確認済）
3　水野雅文「COVID–19とメンタルヘルス」、『東邦医学会雑誌』六七巻、九一頁、二〇二〇年。

（書下ろし）

4 サービスの質を高める

精神科臨床サービスの質を高める上で重要な要因としては、エビデンスと倫理の二つの切り口が挙げられよう。本稿では主にサービスのあり方を問う基本方針（principles）の中で、国レベルのもの、地域レベルのもの、サービス利用者個人に対するものなどについて具体的な例を示して検討する。また質を公正に評価する手段としてQuality Indicator（QI：質的指標）を紹介する。諸外国の精神科臨床サービスにおいてサービスの質の検討が最も熱心に行われているのは、初発精神病に対するサービスの新たな展開に際してである。わが国の精神科臨床サービスの現場においては、まだ質の評価が十分に行われている状況にはない。

これまで、精神科サービスに限らず、わが国の医療風土の中にはその質を比較したりあるいは競うという視点は極めて乏しかったように思う。従ってサービスの質を高める要因がどのようなものであるかという視点から、サービス内容やサービスの構造を改善するという動きは乏しかったといわざるを得ない。果たしてサービスの質の評価は、誰が、どのようにして行い、いかにして反映されるものなのであろうか。

質を評価する立場の違い

〝三ツ星レストラン〟という言葉がある。誰かが評価した上質なレストランのことであるが、レストランの良し悪しはどのような要因で評価されるのであろうか？　出来上がった料理の味か？　見栄えか？　それとも給仕の仕方も評価に入るのだろうか？

では読者は、〝いいレストラン〟をどのように見分けているのだろうか？　店構えか、ガイドブックなどの評判か？　専ら直感に頼るのか？　三ツ星レストランには、三ツ星シェフは必須なのであろうか？

レストランには旨い料理を求める客と、いい接遇を求める客が同時に来ることもあろうし、当然ながら両者を求めることも多い。質の評価には、見方、切り口が多数あり、一口に質を高めるといってもさまざまな要因が多面的に関与する。

本稿では〝質を高める〟諸要因を論じることになっているが、そのためには質が何によって評価されうるかを明確にする必要がある。医療サービスの質を評価するには、上述のレストランの例に倣えば、まず三つの軸が挙げられよう。

第一は、患者の立場である。患者が受診した際に提供されるサービスの質や、治療を受ける際に患者自身が体験するサービスに対する評価である。第二は、医師をはじめとする専門職側の軸であり、この点はまずは治療成績などによって評価されてしかるべきであろう。三番目に忘れてならないのは管理・経営的な立場であり、ここでは当然コストと成果が問題にされよう。本来はこれに地方や国の行政サービスも別軸として加えるべきかもしれない。

これらの三者は、しばしば共通の評価軸を有することもあるが多くの場合は異なり、問題となるのは相反する場合である。例えば最適・最新の医療技術を駆使したいとする専門職と、コストを考慮する管理側の発想はしばしば相反するであろう。最適の技術の恩恵を受けたいことでは患者と専門職の利益は一致する。しかし最新技術を発揮する上で痛みや苦痛を伴うとすれば、それは患者の要望からは遠く外れる。また、きめ細かな十分なサービスを得たいと希望すれば人件費が増すが、経営上は難しい課題となり管理者側には喜ばれない。

これらの三者の視点を踏まえると、筆者は精神科臨床サービスの質を高める要因は〝エビデンス〟と〝倫理〟の二点に凝集されるのではないかと考える。両者は常に医療サービスの車の両輪に当たるものである。本特集の中で、提供されるサービス内容の質の向上のうちシェフの技能の高め方については、その道のエキスパートによりさまざまな〝コツ〟が展開されることと思うが、それらはもちろんエビデンスに基づく秘訣の伝授であるに違いない。そこで、ここではむしろ〝倫理〟を担保として質を高める諸要因の検討をしたい。

医療サービスの基本指針

わが国では、医師個人の倫理観はともあれ、医療サービスの〝あり方〟論についても語られることは比較的少ないように思う。あったとしてもその多くはメディアや評論家など

表4　英国精神保健連盟　地域精神保健サービスの発展についての方針（MIND）の要約　文献5を改変

1．地域に根ざしており、アクセスしやすいサービスであること
2．包括的で利用者のさまざまなニーズに対応できるサービスであること
3．いつでも応需する柔軟性をもち、選択の幅があるサービスが用意されること
4．ユーザーサイドのニーズを考慮し、当事者中心のサービスであること
5．治療技能を駆使しながらもセルフヘルプ技能を高めるなど、当事者をエンパワーするサービスであること
6．各地の民族や文化に適応してニーズを満たすサービスであること
7．当事者の良い点に焦点を当てたサービスであること
8．ノーマライゼーションを目指し、本来の援助を提供するサービスであること
9．身体障害や知的障害などの個別の特定のニーズにあったサービスであること
10．利用者に対して内容の適切さなどの説明責任を果たせるサービスであること

いわば非専門職からの〝注文〟が多くを占めており、サービスの実施主体である医療者側から展開される自己評価の歴史は浅い。

欧米の多くの医療サービスには、〝principles〟とよばれる根本方針とか信条とも呼ぶべきものが掲げられていることが多い。これらはもちろん博愛とか慈悲といった医療サービスを超えた人道主義の表明であったりする場合もあるが、ここでいう方針・信条とは、各医療サービスにおける行動原理や価値観を表明する具体的な文言を指し、そこに帰属する全てのスタッフの行動規範となるようなものである。これらの方針・信条は、もちろん施設の組織と

しての平生におけるあり方を規定するだけでなく、日々のサービス内容の実行手段にまで影響を与えていることが多い。

この種の根本方針の例として国際的によく知られるものとしては、一九九六年のＷＰＡのマドリード宣言が挙げられるだろうし、一九九二年に国連が掲げた二五項目の方針もある。さらにＷＨＯは一九九六年にMental Health Care Lawとして一〇項目を示している。

これに対してより地域特性を考慮した方針として、英国のユーザーのアドボカシーグループである英国精神保健連盟（ＭＩＮＤ）（文献5）が示す一〇項目が挙げられる。表4に要約を示す。

サービスの質の評価尺度（Quality Indicators：ＱＩ）

実際にサービスの質の評価や差別化を、公平かつ客観的に行うのは、なかなか難しい。以上のような視点を満たす質を高める上での基本的条件に加えて、サービス施設の質の評価に際しては、待ち時間や再入院率、措置入院率、看護基準、利用者満足度、ＱＯＬなど構造上あるいはサービスプロセスやアウトカムに関連する項目が評価対象になりうるだろう。

こうした状況の中で、これらの評価を客観化するための指標として注目されているものとして、QI（Quality Indicators：質の指標）の概念が挙げられる。QIは、元来行政による質の監査を目的に開発され、それが消費者の施設選択にも用いられうる情報として活用されるに至っている。いわゆる市民オンブズマンなどにより公平性、透明性を保ちながら実施される必要があるだろう。従来のような人員配置（入所者に対する医師・看護師数など）や構造基準（一人当たりの専用スペースなど）の評価、あるいはサービス側からの情報開示だけでは、構造（Structure）の評価はできても、サービスの質を把握することはできないとの反省から生まれたものである。欧米においても精神科サービスにおいて広く実施されているといえるような状況ではなく（文献6）、わが国においては精神科サービスに対して、これを実施した検討や成果について公表されているものを筆者は寡聞にして知らない。むしろ介護施設において、ごく最近試行的な検討が始まったばかりである。

介護サービスにおけるQIの例（文献3、7）によれば、QIとは、ケアを提供する上で課題となる自己、行動と感情、排泄と失禁、栄養と摂食、向精神薬の使用等の分野ごとの状況を質の数値として表すものであり、ケアの内容を直接評価する〝プロセスの指標〟（留置カテーテル、身体抑制など）と、本人の状態に着目して間接的に評価する〝アウトカム〟（新たな骨折の発生、最近のＡＤＬの低下など）から成っている。これらは在宅ケアの質の評価にも適応され始めている。

上述したような理由もあり、精神科も含めてわが国の医療サービスにおいては、いまだ質の評価は具体的には行われていない。唯一それらしいものは、財団法人日本医療機能評価機構が提供している病院機能評価制度である。その主な審査項目は、①病院組織は機能的に運営されているか、②患者の権利は守られているか、また安全に守られているか、③入院患者の療養環境や患者サービスは適切かどうか、④医師のコミュニケーションなど、診療の質は確保されているか、⑤看護体制は十分か、⑥医療事故などに対する病院運営管理体制は万全か、など五七七項目にわたっているというが、利用者主体のサービスの質そのものに対する評価は含まれておらず、いわばサービスに対する最低限の必要事項の列挙に過ぎない。

現在諸外国の精神科臨床サービスの領域でこの質の問題をもっとも活発に議論しているのは、初発精神病に特化したサービス施設における課題である。初発精神病に対する早期介入については、近年多くの国々で関心を集めており、新たなサービスの開発が急がれている（文献1、2、4）。これらのほとんどは、従来各地で用意されている精神障害者向けサービスとは一線を画して独立したものであり、その多くが、初発、若者、地域というキーワードの下により質の高いサービスの展開を探っている。IEPA Early Intervention in Mental Health の早期介入サービスの質的評価基準作成委員会（二〇一五年）では（文献8）、例えば「入院後何日目に、スタッフから当事者に対して、退院後の就労計画についての希望が訊ねられたか」という項目が入れられた。

医療サービスのような極めて専門性の高いサービスの質を評価することの意義は、利用者側である一般市民あるいは患者にとってその真価を知ること、あるいは適切な情報を得ての自己決定を可能とすることにさかのぼる。情報開示という概念が成り立つのは、開示する側が隠さない、嘘をつかないという前提である。従って質の向上は、基本的にはサービス提供側の努力次第でもあり、また提供者側の倫理の問題ともいえる。そこで当然求められる行動目標は、サービス提供者側の質の維持・向上に向けての自発的な努力であり説明責任ということになろう。その背景には専門職に従事する者のサービス内容に対する誇りと専門技術に対する利用者の信頼が存在しているはずである。これらを今日の精神科臨床サービスのコンテクストの中で実現するためには、そのアセスメントをＱＩや市民オンブズマンの手に委ねるのも一案かもしれない。

文献

1 Edwards J & McGorry PD. Implementing early intervention in psychosis. Martin Duniz, London, 2002.（Ｊ・エドワーズ、Ｐ・Ｄ・マクゴーリ著、水野雅文、村上雅昭監訳『精神疾患早期介入の実際――早期精神病治療サービスガイド』金剛出版、二〇〇三年）

2 Harris MG, Edwards J, Ratnaike DS. Quality indicators for mental health services in Australia: current developments and implications for first–episode psychosis (FEP). Schizophrenia Research 70(Suppl.1), 54, 2004.

3 池上直己、山田ゆかり「介護サービスの質の評価　ＭＤＳ方式のＱＩ（Quality Indicator）」、『訪問看護と介護』五巻一〇号、七九八－八〇三頁、二〇〇〇年。

4 Johannessen J. First Episode Psychosis (FEP) as quality indicator for psychiatric services, DUP, relapse rates, etc.: a Norwegian national standard. Schizophrenia Research 70 (Suppl.1), 53, 2004.

5 MIND. Common Values. MIND, London, 1983.

6 Shield T, Campbell S, Rogers A et al. Quality indicators for primary care mental health services. Qual Saf Health Care 12, 100–106, 2003.

7 山田ゆかり、池上直己「MDS-QI（Minimum Data Set – Quality Indicators）による質の評価——介護保険施設における試行」、『病院管理』四一巻四号、二七七—二八七頁、二〇〇四年。

8 Addington D, Birchwood M, Jones P, Killackey E, McDaid D, Melau M, Mizuno M, Mueser K, Nordentoft M. Fidelity scales and performance measures to support implementation and quality assurance for first episode psychosis services. Early Interv Psychiatry 12, 1235–1242, 2018.

（二〇〇五）

アンチスティグマ

過日ある研究会で、秋晴れの大分を訪れる機会があった。大分行は、実に三〇年ぶり二度目のことであった。一度目は、中等部三年の修学旅行の折、福澤先生が幼年を過ごされた中津の旧家と確か高崎山のお猿を見物に行ったときだったと思う。

『福翁自伝』の中に、中津の幼年時代の思い出として、晴れた日の軒先で、母親お順さんが街をさまよう〝こじき〟を庭に呼びいれ、その女のシラミを一生懸命にとってあげる姿が描写されている（「幼少の時」）。女こじきは、シラミを取られているあいだ、大きな笑い声をたて、それが終わると何事もなかったようにまた街に姿を消す。加勢に呼び出された福澤少年は、母に言われるままにその作業を手伝い、傍らで母がとったシラミを小石が真っ赤になるまで潰していた。先生一流の筆により、辟易しつつも「シラミを取らせてくれたほうびに飯をやる」母の姿に尊敬とかすかな悋気を禁じえない少年の心性を活写した一文である。この「ばかのような気違いのような至極の難渋者」である女性は、地域に棲む精神障害者であったに相違ない。二〇〇〇年の昔、福澤先生のお母様に示されるように、多くの日本人が精神を病んだ人々とも優しくおおらかに共存していたのだろう。「人の上に人を造らず……」と記した先生の、人間形成に確かな影響を与えたであろう日常のひとコマでもある。

さて大分での講演で与えられたテーマは「スティグマ」であった。差別・偏見・レッテル貼りという訳語が与えられるこの語の含意は重く、各国語においても **stigma** のまま使われ、アンチスティグマという言葉も生み出している。

筆者が専門とする統合失調症という病は、多くが思春期・前青年期（一五―三〇歳）に発病し、時に生涯にわたり社会機能の低下をはじめとするさまざまな障害に苦しむ病である。我々の調査によれば、ＤＵＰ（Duration of Untreated Psychosis）と呼ばれるわが国の精神病未治療期間すなわち治療の開始の遅れは、実に平均一三ヶ月にも及んでいる。この間にも脳には侵襲と変化が生じ、徐々に認知機能の低下を来す。やがて回復困難な機能障害が増し、時には生涯の過半を精神科病院で過ごすことになる。当事者やその家族にとって生涯の大半を左右する深刻な病がこれほど長い間放置されているという事実は、何を意味しているのだろうか。この未治療期間の短縮をめぐっては、今日世界各地でその短縮キャンペーンが行われている。しかし残念なことにわが国においてはその萌芽さえも乏しい。

実学としての医学は、研究成果を同時代の市民に届けるという使命も担っている。長い長いDUPを振り返りながら、現代人の心の健康の回復に一役を果たしていきたいと思う。

（二〇〇六）

第4章　治療開始の遅れについて

1 「心の病、初めが肝心」

体調不良を感じたとき、人々はいつどのようなタイミングで、病院やクリニックを受診しようと決断し、行動を起こすのだろうか？

もう少し我慢しよう、今は忙しい、少し経てば治るだろう等、受診を先延ばしにする理由はさまざまにある。幸い、日本には国民皆保険制度が整っており、個人の負担する医療費は限られている。経済的な理由で受診を先延ばしにすることは、一般的には少ないといえるだろう。むしろ、医療に対する国民の信頼は厚く、ちょっとした風邪症状でもかかりつけ医を受診する人も多く、抗生剤の過剰処方などが広く問題にされているくらいである。風邪かと思ったら、仕事を休んで、温かくして寝ているのが良い、とはわかっていながら受診して、薬をもらって一日、二日飲んで症状が改善したら、残った薬はタンスの肥やしになっている家庭も多いだろう。

世界的に見れば恵まれた医療環境の中で、病気を疑いながら我慢して、受診を先延ばしにして、つい重症化させてしまう身近な病気の代表は、齲歯《うし》（虫歯）だろう。虫歯は根性や努力では治らない。後悔先に立たず、できるだけ早く専門家の治療に委ねたほうがよいことは、小学生でも理解している。

精神疾患は、病識が得にくい病だという。十分な病識というのは、自分の症状に気づくだけでなく、その病態にふさわしい行動がとれることである。自分では薄々不調に気づいていても、つい精神科の受診となるとためらってしまうことも多い。一昔前に比べれば、都市部にはメンタルクリニックあるいは心療内科という看板を出した診療所が増え、受診しやすい環境になったといわれている。しかし、本当だろうか？

うつ病やうつ状態をはじめとするかつて「心の風邪」と呼ばれた状態については、診療機関へのアクセスが改善し、心理的抵抗が取り払われてきているように思う。しかしこの後に述べるように、統合失調症のような多くの人にとって馴染みの少ない疾患では、周囲が明らかに精神に変調をきたしているに違いないと感じても、なかなか専門家への相談にたどり着かない例も多い。

周囲から見れば、明らかに普段のその人とは違う様子でありながら、本人が強く否定したり、拒むこともある。そうしている間にも、病気は進行し、ますます受診を拒むようになってしまい、最後は本人の意思によらない半ば強制的な受診に至ることさえある。実に惜しまれる時間である。

ささがわプロジェクトを通じて退院した患者さんの中には、退院後就労支援を受けて就業を目指した人も多くいた。平均年齢が五四歳であるから、普通なら定年退職も近い年齢で、就業訓練を開始するのは相当な努力が必要だったことと思う。それでも入院中とは異なり、自己決定に基づく地域生活を楽しみながら、さらなる生活の充実を目指す姿を見る中で、もう少しでも若いうちに退院していれば、訓練の成果も上がりやすかったのにと惜しまれる場面も数多く見られた。少しでも早く、少しでも若いうちにリハビリテーションを始められれば、予後の改善もその分期待できることだろう。そうであるならば、もっと早く、もっと若い日々にと遡り、ついには、発症間際からのリハビリテーションの開始が望まれるようになる。

そうした時期に、ファルーン先生からバッキンガムシャでの実践についてと、その発展的実践と研究がメルボルンでPatrick Mcgorryを中心に進められていることを教えて頂いた。マクゴーリ先生の論文をフォローしているうちに著作The recognition and management of early psychosisが出版されることを知り、クアラルンプールで開かれた国際学会で面会し翻訳の許可を頂いた。当時の慶應の包括的治療研究班、のちの社会精神医学研究班のメンバー全員で訳出した（文献1）が、早期介入をめぐる極めて新鮮な視点に立ちまち魅了された。

ＤＵＰ、すなわち、治療開始の遅れは、近年欧米を中心にすでにいくつもの調査が行われていた。(1) 簡潔に記すと、幻覚や妄想などの目につく症状（陽性症状と呼ばれる）の顕在化から、抗精神病薬により精神科専門医による薬物療法の開始までの期間を指している。この期間が長い、つまり治療の開始が遅れると、回復も遅れ、機能的にも望ましくない予後をもたらす懸念が指摘されている。実に残念なロスタイムである。

これまでＤＵＰをめぐっては五編（文献2―6）の原著論文を書いてきた。調査対象や時期はいずれも異なる。わが国の場合、地域差はあるものの統合失調症のＤＵＰの中央値はおよそ五―六ヶ月であり、前述したように医療先進国にありながらまだまだ長いというべきだろう。

本章では、まずＤＵＰの定義を示した上で、欧米における数値とともに、筆者らの調査によるわが国のＤＵＰ値について紹介する。次にＤＵＰと予後の関連に関する諸研究を紹介し、やや専門的になるが生物学的視点や研究実施上の留意点を述べる。後半では、世界初の地域における早期介入を試みたバッキンガム・プロジェクトについての紹介と、ＤＵＰを短縮するためになされている諸外国の実例や、ＡＲＭＳ（At Risk Mental State：精神病発症危険状態）からの顕在発症を阻止することを主眼とする東邦大学医療センター大森病院のイルボスコのコンセプトについて紹介する。

文献

1 パトリック・Ｄ・マクゴーリ、ヘンリー・Ｊ・ジャクソン編著、鹿島晴雄監修、水野雅文、村上雅昭、藤井康男監訳『精神疾患の早期発見・早期治療』金剛出版、二〇〇一年。(McGorry PD & Jackson HJ eds. The recognition and management of early psychosis: a preventive approach. Cambridge University Press, Cambridge, 1999)

2 Yamazawa R, Mizuno M, Nemoto T, Miura Y, Murakami M, Kashima H. Duration of untreated psychosis and pathways to psychiatric services in first-episode schizophrenia. Psychiat Clin Neuros 58, 76–81, 2004.

3 Mizuno M, Suzuki M, Matsumoto K, Murakami M, Takeshi K, Miyakoshi T, Ito F, Yamazawa R, Kobayashi H, Nemoto T, Kurachi M. Clinical practice and research activities for early psychiatric intervention at Japanese centers. Early Interv Psychia 3, 5–9, 2009.

4 Nishii H, Yamazawa R, Shimodera S, Suzuki M, Hasegawa T, Mizuno M. Clinical and social determinants of a longer duration of untreated psychosis of schizophrenia in a Japanese population. Early Interv Psychia 4, 182–188, 2010.

5 Ito S, Nemoto T, Tsujino N, Ohmuro N, Matsumoto K, Matsuoka H, Tanaka K, Nishiyama S, Suzuki M, Kinoshita H, Ozawa H, Fujita H, Shimodera S, Kishimoto T, Matsumoto K, Hasegawa T, Mizuno M. Differential impacts of duration of untreated psychosis (DUP) on cognitive function in first–episode schizophrenia according to mode of onset. Eur Psychiatry 30, 995–1001, 2015.

6 Suzuki K, Niimura H, Yamazawa R, Nemoto T, Murakami M, Mimura M, Mizuno M. Is it possible to implement community care based on mental health in Japan? A comparison between decade ago and present on Duration of Untreated Psychosis (DUP). Asian J Psychiatr 33, 88–92, 2018.

注

（1） ＤＵＰの定義については、第４章２の図を参照のこと。

（書下ろし）

2 精神病未治療期間（DUP）と治療予後

初回エピソード統合失調症の早期発見と早期治療は、今日の統合失調症治療がいわば対症療法ないしは維持療法に留まっていること、統合失調症そのものが社会的な予後の不良な疾患であることからも、その重要性が指摘されている。統合失調症の経過の中でも、そのごく初期の過程こそが慢性化を決定付けている可能性も高く、またその時期に適切な治療がなされないことが慢性化を進めている可能性もある。

この過程の治療の遅れを示す臨床的指標である、統合失調症をはじめとする初回エピソード精神病の未治療期間、すなわちDUPをめぐっては、欧米では一九九〇年代より注目されており、すでにMcGorry（文献1）、McGlashan（文献2）、Birchwood（文献3）、

Larsen（文献4）らの優れた総説がある。本稿ではこれらに示される先行研究とともに筆者らのデータを紹介しながら、ＤＵＰの持つ教唆に富む諸点について検討する。

初回エピソード統合失調症研究の隆盛とＤＵＰ

近年諸外国でみられた初回エピソード統合失調症への関心の高まりは、たちまちわが国でも広がりを見せている。この背景には、入院から外来中心への治療の場の転換や新しい抗精神病薬の出現、心理社会的治療や機能回復への関心の高まりなど、わが国の精神医療事情の大きな変化が強く影響しているだろう。しかし何よりもその前提には、後述するように臨床医学の一般常識ともなっている早期発見・早期治療が予後改善への可能性を示唆するデータが、精神医学の分野においても諸外国における研究により次第に増えてきていることによるのであろう。念願の予防へ道を開く可能性も示されている。

そうした中で治療の遅延による影響を客観的に捉えるための指標として、にわかに注目を集めているのがＤＵＰである。

ＤＵＰの定義

ＤＵＰ（精神病未治療期間）は、通常陽性症状や一級症状の顕在化から抗精神病薬による薬物療法や入院治療の開始までの期間と定義されている（図５）。ＤＵＰに関する主な先行研究結果（文献４―12）によれば、ＤＵＰの平均は一年から二年である。いずれの研究結果も標準偏差が大きく、少数であってもＤＵＰが著しく長い症例が存することにより平均値が長引いていることが示唆される。この点を考えるとＤＵＰに関しては中央値の方が、一般的な未治療期間を反映しているといえそうである。

かつて筆者ら（文献13）は、都内二施設で一九九九年から二〇〇一年にかけてのＤＵＰ値を調査した。全対象者のＤＵＰを調べたところ、その中央値は五・〇ヶ月で、大学病院では三・七五ヶ月、精神科病院では五・〇ヶ月であった。また、平均値は一七・六±二六・九ヶ月であった。対象を欧米の多くの先行研究に合わせて一五歳から五四歳とした場合のＤＵＰの平均値は、一三・七（標準偏差二〇・二）ヶ月であった。読者はこの値をどのように感じられるだろうか。

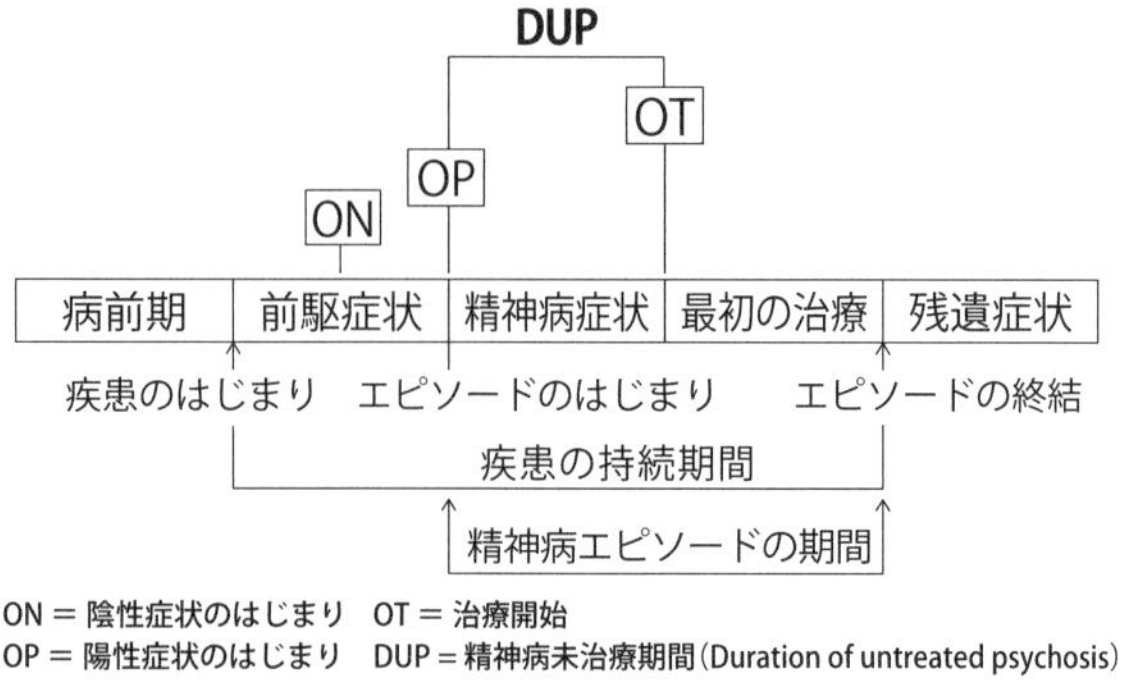

図5　早期精神病（early psychosis）の経過

専門職なら誰もが知るところであるが、精神病による社会的予後の不良を思い浮かべるとき、この値は決して短いと感じることはできないであろう。その理由はいくつも考えられる。患者自身や家族による疾病の否認、社会やコミュニティからの孤立によるもの、精神保健システムや精神疾患あるいは精神医療観に対する偏見、自発性低下をはじめとする陰性症状による受診機会や専門職との接触機会の喪失などである。もちろんこれらは現時点では類推に過ぎず、原因を特定することはできない。いずれにせよ、DUPがこれほどに長いということは、専門家間においてさえ、これまで意外に認識されて来なかったことである。その公衆衛生的意義に照らせば、これは今日クローズアップされるべき由々しき事態であろう（文献14）。

若年者を中心とする新鮮な症例は、発症間もない時期においてこそ、現実との接触を喪失したり、ときには自傷も含めた衝動的で不適切な行動が顕在化する。病識の形成や治療関係の確立上重要なのも実はこの時期である。この時期にこそ、援助探索行動が活発になることが期待される。

なおDUPの概念は上述のようにほぼ一致しているが、算出方法には研究者毎に差異を認め、週単位の報告や年単位の報告などさまざまである。基本的な方法は一様に後方視的であるが、最も厳密な方法をとっていると思われるHäfnerら（文献15）はIRAOS（instrument for the assessment of onset and early course of schizophrenia）と呼ばれる半構造化面接を行っている。Loebelら（文献8）は精神病症状について患者または家族に明瞭に説明した上で、最初に体験したときを尋ねている。Larsenら（文献4）はPANSSやSCID−P（Structured Clinical Interview for DSM-III-R-Patient Edition）を評価中に患者本人が症状として認識している場合にはその出現時点を尋ね、また主治医が家族に尋ねる方法を併用し、総合的に判断している。いずれにしろ後方視的研究方法により患者や家族の記憶の改変その他さまざまなバイアスがかかることは、どんなに厳密な構造的インタビューを行っても否定することはできない。図5に示されているように、DUPを字義どおりに厳密に算出しようとすれば、それは精神病の発症時点を特定しようとする試みと同義であり、困難を極めることになろう。IRAOSのように多面的な視点を持つ面接によって、より正確でより正確であることを期することは重要であるが、後方視的研究においては現時点ではDUPという概数が持つ、精神保健上の意味合いの方に注意を向けたい。DUPはあくまで公衆衛生的概念であり、算出手続き上の諸問題以上の価値と意義が含まれているように思われる。

DUPの短縮と予後の改善

これまでの諸研究によれば、統合失調症の早期治療は、少なくとも短期的には良好な予後をもたらすというエビデンス（文献8、16）が挙げられているのみならず、その自然経過をも良好に変化させうる可能性が示唆されている（文献17）。DUPの長さが予後と密接な関連を示唆する報告は多数みられ、多くの論文でDUPが長いほど予後は不良、短いほど良好であるという結果が示されている（文献4、5、8、12、18）。さらにDUPの長さとの特徴的関連として、男性、病前社会適応機能の低さ、陰性症状をはじめとする潜在性の進行が挙げられている（文献4、19）。

しかしながら、その解釈にはまださまざまな余地がある。DUPの短さは、すなわち早期治療の開始を意味するものであり、これらの結果は早期治療開始こそがより良好な予後と結びついていると考えることを可能とする一方で、予後の良いような精神病においてこそ、発症の早期から治療に結びつきやすいという反論も許している。潜在性に症状が進行し、陰性症状を主症状とするようなタイプでは、病像がはっきりするまで否認や治療に対する忌避がなされることもあろう。このような場合、DUPは予後予測因子ではなく、予後不良例における必然的徴候ともいえよう。この点を明らかにするためには、病前の社会適応水準などの予後以外の因子とDUPの関連を検討していく必要があろう。Loebel（文献8）は、より良好な病前機能は良好な寛解と関連があるにもかかわらず寛解までの期間がかならずしも短いとは限らず、一方DUPの短さはその両者とも関連があることを示し、DUPは予後予測因子として病前機能とは独立したものであると推測している。Larsenら（文献4）は、DUPと病前機能の関連を検討し、Cannon-SporらのPAS（Premorbid Adjustment Scale）病前適応尺度とDUPには関連がないことを示した。しかしながらこれらの問題には今後さらなる検討を要する。

またWyattら（文献17）が唱えるように、未治療の精神病状態は、それ自体が脳器質に対する生物学的毒性となっているとする視点からみれば、この治療開始の遅れが回復不可能性を高めている一因となっている可能性がある。このことは早期介入に対する合理性を支持してもいる。

二〇〇一年には、ＤＵＰと認知機能の関連を検討した研究が発表された（文献20）。各種神経心理学的検査バッテリーを初回エピソード統合失調症患者に対して実施し、各症例のＤＵＰとの関連をみたものであるが、ＤＵＰと認知機能の関連は少なくとも発症初期においては否定的であった。著者らはＤＵＰの長さと予後の関連に触れ、この期間における神経毒性の進展の影響よりも、社会的支援体制の乏しさなどとの関連を示唆している。しかしながらこうした検討はまだ始まったばかりであり、今後のさらなる検討が待たれるところである。その他、長期病像との関連や、至適薬物量の検討など今後検討を要する点であろう。

DUPの生物学的意義と影響

治療開始の遅延は、仮に治療が上手くいき生物学的障害を最小限に逃れえたとしても、一年以上にもわたり治療の遅れがあったことは、思春期や青年期の発達に決定的な影響を与えたに違いないし、それにより心理社会的回復には著しい影響を残すと考えることは無理もなかろう。このようにDUPの影響を考えると次のような調査・研究面への影響も考えられる。

一般に、初回エピソード統合失調症の生涯初診時においては抗精神病薬を未服薬(neuroleptic naïve)であるかもしれないが、このことはその症例が早期治療例であることを必ずしも意味しているわけではない。すなわち初回エピソードであっても、DUPが年余にわたる放置例も初回エピソードであるし、早期治療に成功した例も初回エピソードであるから、これらの症例を一緒にして比較検討することはもはや意味をなさない。このことは症候学的検討に限らず、精神薬理研究や神経画像研究をはじめとする神経科学的検討においても、今後充分な注意を向ける必要があろう。初回エピソード統合失調症の研究といいながら、対照群に慢性例の症例を挙げて比較検討していても、DUPが年余にわたれば、対象そのものがすでに慢性例なのである。このことは予後研究においても重要である。脱落症例が、研究継続群にくらべてDUPが長ければすでにバイアスとなっていることを見落としてはならない。初回エピソード統合失調症研究において、研究参加の拒否はDUPのより長い症例に多い（文献2）ことも考えられ、結果に与える影響は甚大である。このような諸点を考えると、今後の初回エピソード研究には症例特性としてDUPの記載が望まれることになろう。

DUPの短縮に向けて

以上、DUPの概念と統合失調症の予後などに対するその影響について述べてきた。しかしながら統合失調症の早期発見・早期介入をめぐっては、いまだ根強く懐疑的な主張や慎重な臨床的立場がみられるのも事実である。その原因としては、Kraepelin 以来の経過や予後に対する伝統的悲観的統合失調症観がいまだに大きな痕跡を残している可能性が挙げられよう。また Wyatt（文献21）も指摘しているように、介入時期による長期予後への影響に関する適切なＲＣＴ（Randomized Clinical Trial）が乏しいことも挙げられよう。さらに三点目として考慮を要することは、「偽陽性」に対する懸念である。典型的な前駆症状をもって早期介入した結果、精神病には発展せずに済んだような場合には、次のような二通りの理由が考えられる。一つは、前駆症状が統合失調症によるものではなく、状況反応性のものや薬剤因性のものである場合であり、もう一つはうつ病をはじめ統合失調症とは異なる精神疾患の前駆である場合である。もちろんこの他に、本来統合失調症の前駆症状であったが適切な介入によりなんらかの状況の変化を得て、顕在発症に至らなかったいわゆる「偽偽陽性」も存在するはずであるが、それらの区別は困難である（文献１）。

こうしたさまざまな問題と困難を認識しつつも、ＤＵＰの短縮を指標とした早期介入の発展をめざす試みが積極的になされている地域もある（文献22）。

ＤＵＰを短縮し、早期介入を実現するには、きわめて初期の精神病症状を広く国民が認識する方法、すなわち早期発見方法の確立が求められる。早期発見へ向けての先進的試みとして、ノルウェーとデンマークにおけるＴＩＰＳ（The early treatment and intervention on psychosis）プロジェクトがあげられる（文献23）。これは、教育的プログラム、アンチスティグマキャンペーンを中心としており、ラジオやテレビ、新聞などのメディアや各戸へのダイレクトメールも使った徹底ぶりである。緊急連絡先が公開されている早期介入チームは、あらゆる精神障害に対応するとともに、四八時間以内に指示を出す。Larsenらによる報告にあるようにTIPSプロジェクトが始まる前に一〇四週間であった地区のDUPが、その後二六週間まで短縮しているという。この他、メルボルンで行われているEPPIC（Early Psychosis Prevention and Intervention Center）などでも若年者に対する介入を積極的に行っているが、詳細は成書をご覧頂きたい（文献1）。

参考文献

1 McGorry PD & Jackson HJ eds. The recognition and management of early psychosis: a preventive approach. Cambridge University Press, Cambridge, 1999.（パトリック・D・マクゴーリ、ヘンリー・J・ジャクソン編著、鹿島晴雄監修、水野雅文、村上雅昭、藤井康男監訳『精神疾患の早期発見・早期治療』金剛出版、二〇〇一年）

2 McGlashan TH. Duration of untreated psychosis in first-episode schizophrenia: marker or determinant of course? Biol Psychiatry 46, 899–907, 1999.

3 Birchwood M, McGorry P, Jackson H et al. Early intervention in schizophrenia. Br J Psychiatry 170, 2–5, 1997.

4 Larsen TK, McGlashan TH, Moe LC. First–episode schizophrenia: I. Early course parameters. Schizophr Bull 22, 241–256, 1996.

5 Beiser M, Erickson D, Fleming JAE et al. Establishing the onset of psychotic illness. Am J Psychiatry 150, 1349–1354, 1993.

6 Birchwood M, Cochrane R, MacMillan F et al. The influence of ethnicity and family structure on relapse in first–episode schizophrenia. Br J Psychiatry 161, 783–790, 1992.

7 Haas GL & Sweeney JA. Premorbid and onset features of first-episode schizophrenia. Schizophr Bull 18, 373–386, 1992.

8 Loebel AD, Lieberman JA, Alvir JMJ et al. Duration of psychosis and outcome in first–episode schizophrenia. Am J Psychiatry 149, 1183–1188, 1992.

9 Moscarelli M. Health and economic evaluation in schizophrenia: implications for health policies. Acta Psychiatr Scand 89 (suppl.382), 84-88, 1994.

10 Häfner H, Maurer K, Loffler W et al. The epidemiology of early schizophrenia: influence of age and gender on onset and early course. Br J Psychiatry 164 (suppl.23), 29–38, 1994.

11 Moller P & Husby R. The initial prodrome in schizophrenia: searching for naturalistic core dimensions of experiences and behavior. Schizophr Bull 26, 217–232, 2000.

12 McGorry PD, Edwards J, Mihalopoulos C et al. EPPIC: an evolving system of early detection and optimal management. Schizophr Bull 22, 305–326, 1996.

13 Yamazawa R, Mizuno M, Nemoto T et al. Duration of untreated psychosis and pathways to psychiatric services in first-episode schizophrenia. Psychiatry Clin Neurosci 58, 76-81, 2004.

14 Lieberman JA & Fenton WS. Delayed detection of psychosis: causes, consequences, and effect on public health. Am J Psychiatry 157, 1727–1737, 2000.

15 Häfner H, Reicher–Rossler A, Hambrecht M et al. IRAOS: an instrument for the assessment of onset and early course of schizophrenia. Schizophr Res 6, 209–223, 1992.

16 Falloon IRH. Early intervention for first episodes of schizophrenia: a preliminary exploration. Psychiatry 55, 4–15, 1992.

17 Wyatt RJ. Neuroleptics and the natural course of schizophrenia. Schizophr Bull 17, 325–351, 1991.

18 Johnstone EC, Crow TJ, Johnson AL et al. The northwick park study of first episodes of schizophrenia. I. Presentation of the illness and problems relating to admission. Br J Psychiatry 148, 115–120, 1986.

19 Drake RJ, Haley CJ, Akhutar S et al. Causes and consequences of duration of untreated psychosis in schizophrenia. Br J Psychiatry 177, 511–515, 2000.

20 Norman RMG, Townsend L, Malla AK. Duration of untreated psychosis and cognitive functioning in first–episode patients. Br J Psychiatry 179, 340–345, 2001.

21 Wyatt RJ. Early intervention for schizophrnia: can the course of the illness be altered? Biol Psychiatry 38, 1–3, 1995.

22 McGlashan TH. Psychosis treatment prior to psychosis onset: ethical issues. Schizophr Res 51, 47–54, 2001.
23 Johannessen JO, McGlashan TH, Larsen TK et al. Early detection strategies for untreated first-episode psychosis. Schizophr Res 51, 39–46, 2001.

（二〇〇三）

3 精神疾患の早期発見と早期治療

欧米を中心に、統合失調症をはじめとする精神疾患の早期発見・早期治療への関心が高まっており、二〇〇七年からは専門誌 Early Intervention in Psychiatry も刊行の運びとなった。

わが国でもようやく統合失調症をはじめとする精神疾患への、いわゆる早期介入と早期治療に対する関心が次第に高まってきている。一般医学においては医療の常識である早期発見・早期治療についても、精神科医療、とくに統合失調症をはじめとする精神病状態への介入をめぐっては倫理的問題も含めてさまざまな観点からの検討を要する。

本稿では、早期介入を是とする立場からその根拠となる所見をまとめ、現在これを推進している状況について紹介する。

統合失調症の顕在発症の頓挫をめざして

イアンR・H・ファルーンによるバッキンガム・プロジェクト

一九九二年にPsychiatry誌が掲載したイアン・ファルーンの論文Early intervention for first episodes of schizophrenia: a preliminary exploration（文献6）は、統合失調症の前駆症状とされている症状を呈したり、自覚的愁訴を示した成人に対して、極めて強力な早期介入を行った研究である。

バッキンガム・プロジェクトと名付けられたこの介入研究は、それまでに蓄積されてきた前駆症状の早期発見方法、顕在発症とライフイベントの関連、低用量の抗精神病薬処方は精神症状の増悪の発見を妨げないことや再発症状を軽減すること、統合失調症に関する家族心理教育の有効性、薬物療法と心理社会的治療の組み合わせの再発予防に対する有効性、長期的ストレスに対する包括的戦略が費用対効果に優れていること、継続的なケースマネジメントの有効性など、統合失調症に脆弱な場合の介入としてこれまでに有効性を確認されてきたさまざまな方法を、包括的に実施したものである。地域における精神病状態の早期発見と発症頓挫をめざした世界で最初の試みである。

このプロジェクトは一九八四年から、英国オックスフォードとアイルスビュリーの間にある、ロンドンから北西に六〇マイルのバッキンガムシャという人口三万五〇〇〇人の小都市で、一七歳から六五歳の約二万人を対象に行われた。当時この地域には精神保健サービスは存在せず、派遣されたファルーン医師の任務は精神疾患の予防を主目的とする地域精神保健サービスの設立と運営であった。その経緯は『インテグレイテッドメンタルヘルスケア』に詳しい（文献7）。当該地域で開業する一六名の家庭医と、これに一二人の精神科看護師、精神科医二名、心理士一名、社会福祉士一名、作業療法士一名、事務職員二名で多職種チームを形成した。参加スタッフには、心理社会的評価をはじめとするさまざまなトレーニングが行われた。

精神病状態の早期発見には、二段階から成るアプローチが展開された。第一段階は、前駆症状を持つ可能性のある全ての患者を認識し、ＤＳＭ－Ⅲにある統合失調症の前駆症状を遅滞なく発見して専門家に紹介できるように一六名の家庭医をトレーニングすること、第二段階は発見された患者が、専門の精神保健ワーカーによるアセスメントが受けられるように、即座に受け入れ可能なシステムを立ち上げることであった。家庭医からの照会があれば二四時間以内に多職種チームの誰かがアセスメントを実施した。前駆状態にあると判断されたケースに対しては、直ちに統合失調症の経過に関する心理教育、家庭におけるストレスマネジメント、少量の抗精神病薬による薬物療法が各自のニーズに合わせて行われた。また維持療法として、ストレスマネジメントと薬物療法、早期警告サインなどを用いた再発予防の訓練、定期的な症状評価が行われた。

四年間の追跡期間で、発見された統合失調症の顕在発症はわずか一例のみで、この例は入院もせずに少量の薬物療法とストレスマネジメントにより、四週間で完全寛解に至った。この一名のみを発症例とすると、人口一〇万人地域での年間発症率は〇・七五人にあたり、介入前の同地域のデータからの予測値（七・四人）を著しく下回った。またこの四年間の一〇〇〇名以上の受診者の中で、一五名が前駆症状を呈していた。

この研究は予備的研究に過ぎないものの、地域における早期介入の実現可能性を示したものである。本研究で実施されたような働きかけを、地域の医療関係者が日常的な診療技能として持つことにより、不安や抑うつなどのありふれた精神症状から精神病前駆状態までの早期発見につなげられる可能性が示された。

治療臨界期とＤＵＰ

治療手段がない早期発見はおよそ不毛である。早期介入を肯定あるいは推進する上でもっとも重要な点は、リスクのある状態を早期に発見することにより、その進展を阻止できるような対応や治療が用意されていることである。一九八〇年代以降、非定型抗精神病薬の登場やＳＳＴなどのＣＢＴや心理教育の普及など、特に統合失調症をめぐる治療手段の進歩は著しい。

早期介入を推進するには、そうしたツールの広がりに加えて早期介入によりもたらされる転帰の改善などのエビデンスが欠かせない。諸研究により注目されているのは、精神病治療臨界期（Critical Period）とＤＵＰ（精神病未治療期間）の影響である。

治療臨界期についてはBirchwoodらの指摘に詳しい（文献1）。器質性変化の出現は前駆期あるいは精神病状態の極めて初期において著しく、二―五年後には安定してくる（文献10）。従ってBirchwoodによれば、発症後の早期段階での治療こそ重要であり、三年以内の介入こそが有効性が高いとされている。それによって短期での回復、より良い転帰、社会的機能の保持、家族や社会的支援の維持、入院期間の現象などが期待される。わが国でも長崎大学の研究（文献11）で、転帰への影響に関する疫学研究から初期治療の重要性が強調されている。

一方DUPは欧米では九〇年代から注目されている（文献13、20、26）。これまでの報告を概観すると、諸外国におけるDUPはおおよそ一〜二年前後である。しかし、標準偏差も非常に大きく、症例による差異が大きいといえる。わが国におけるDUP研究で、定義と測定方法を明確に示した最初の報告はYamazawaら（文献24）によるものであった。それによれば、二〇〇二年に都内二施設を対象として行った調査では、一五歳から五四歳の初回エピソード精神病患者のDUPの中央値は五・〇ヶ月、平均は一三・七ヶ月であった。DUPの平均値が一年以上に及ぶという結果からは、現状において早期介入が適切に行われているとは言いがたい。DUPが注目される理由は、多くの研究がその長さと治療予後に関連を認めているためであり、適切な早期介入の指標にもなっている。二つのレビューがあるものの（文献15、22）、測定方法も含めさまざまな問題があり議論されている（文献4）。こうした中で最も注目されているのは、DUPと発症後一年内外の比較的短期の転帰の関連であり、多くの研究が関連を認めているものの、さまざまな交絡因子を抱えた研究が多く議論は尽きない。四年（文献3）、八年後（文献9）の転帰を検討した研究では、それぞれDU

Pの長さと機能障害や精神症状との有意な関連、あるいは陰性症状の改善、QOLなどとの関連を認めている。二〇〇八年に、Yamazawaらが DUPの影響を前方視的に追跡して、日本人例でDUPの短さと二年後の良好な機能予後との間に相関を認めることを確認している（文献25）。

前駆期症状とARMS

Yungら（文献26）は、顕在発症へ向かうプロセスの詳細な検討を経て、「前駆状態」があくまで後方視的概念であるのに対して、前方視的にみて発病する危険のある精神状態をARMS（発症危険状態）と呼んでいる。〝前駆〟症（状態）という語には、発症への移行が含意されているが、前方視的に精神病状態への発展を特異的に想定させる徴候があるわけではないから、症候学的にはこれに替わる正確な状態を意味する語が求められる。これに対してARMSはあくまで精神病へ進展する危険が極めて高い危険な状態像を指しているのであって、必然的な移行を意味する前駆と同義ではない。Yungら（文献26）は、ARMSの中でも近い将来に精神病へ移行する恐れが極めて高いとして以下の三条件のうちの一項を満たす場合をUHR（Ultra High Risk群）としている。

第一の群は、過去一年間のうちに、明らかな精神病状態には至らないものの軽微な陽性症状を体験している状態である。すなわち体験の強さにおいて精神病水準とは言えないものの、体験を伴っている状態である。第二の群はBLIPS（Brief Limited Intermittent Psychotic Symptoms：短期一過性精神病前駆状態）で、陽性症状はあるものの一週間以内に自然に回復し、頻度、期間が精神病にみられる特異な基準には合わないものと定義される。第三の群は、遺伝的にハイリスクである上に機能低下を認めているものである。遺伝的危険と直近の社会機能低下により特徴づけられ、有意な機能低下を経験している（過去一ヶ月でGAFのスコアで三〇点以上の低下）。今日の早期介入研究においてはこのUHR基準が広く採用されており、この三条件のうちの一つを満たす対象を追跡すると一二ヶ月以内に一〇－五〇％が精神病水準へ進展するとの報告がなされている。今日ではこうした報告をもとに、①前精神病症状の改善、②社会機能の低下の予防、③精神病への移行の頓挫や延長を目的として、ARMSにおける早期介入研究が盛んに行われている。

またARMSをより厳密に特定するための症状評価尺度としてはMillerとMcGlashanら（文献19）は、SOPS（the Scale for Prodromal Symptoms：前駆症状スケール）とSI

PS（the Structured Interview for Prodromal Symptoms：前駆症状用構造化面接）を開発した。SIPSとSOPSは、①精神病の存否を定める、②Yungらにより定義された三つの前駆状態のうちの一つ以上の有無を確認する、③前駆症状の重症度を横断的縦断的に測定する、ために開発された。両者を併用することにより、前駆状態の診断と前駆の精神症状の変動の評価の両者を行うことができる。このSIPS&SOPSは、ニューヨーク、マンチェスターをはじめ多数の早期介入研究や臨床の現場で使用され、すでに十数ヶ国語に翻訳され日本語版も用意されている（文献12）。

ARMSという概念は早期介入の推進には好都合であるが、診断学的厳密さを欠く。一方前駆期という用語は、精神病状態への進展を含意しているがそれに見合う決定的症候を診断概念の中に含んでおらず、これもまた未成熟な概念といわざるを得ない。現代の精神症候学あるいは精神科診断学は、これらの欠陥を補完することに成功するだろうか。その行き先を見極めつつ、早手回しに生物学的精神医学のさまざまなツールを動員し、McGorryらが主張するような（文献18）臨床病期分類（clinical staging）を用いた治療可能性と合理的な治療選択を追求していくことが次なる臨床研究の向かう先であると考える。

発症の頓挫は可能か

McGorryら(文献17)は、UHR症例を対象に無作為化臨床試験を行い、早期介入の有効性を検討している。介入群にはrisperidon 1㎎と認知行動療法を行い、対象群には必要に応じて抗うつ薬(sertraline)処方と支持的精神療法を行った。その結果六ヶ月の介入期間終了後には、介入群では三一例中三例が、対象群では二八例中一〇例が精神病状態を呈し、介入群で有意に少なかった。さらに続く六ヶ月間は介入を中止して観察したところ、アドヒアランス不良群一七例のうち五例が精神病状態に至り、その結果一二ヶ月時点では介入群と対象群の間で有意差が見られなくなった。この研究は、早期における適切な介入は、精神病の顕在発症を頓挫または延期する可能性を示唆するものとして早期介入を是とする結果となった。結果が公表されている無作為化臨床試験による他の早期介入は、その多くが介入手段としては認知行動療法的手法を、また本人の援助探索行動に基づく介入開始であることを強調している。同時に前精神病症状の同定・評価方法や偽陽性例への介入の問題などが指摘されている(文献14)。

またこの研究でも述べられていることであるが、ARMS段階における介入においては薬物療法にのみ頼ることなく、むしろ心理療法的なアプローチの重要性が強調されており、もっぱら認知行動療法に頼る検証も進められ今後の発展に期待が寄せられるところである（文献8）。

統合失調症の予防に向けて

予防介入における臨床上の枠組み

精神保健における予防の概念は、Mrazek と Haggerty らによるものがよく知られている（文献16）。彼らは全般的予防（Universal Prevention）、選択的予防（Selective Prevention）、指標的予防（Indicated Prevention）の概念を示している。全般的予防とは地域人口全体を対象としたものであり、個人の持つリスクは特定していない。例えばシートベルトの着用やインフルエンザの予防接種などがこれにあたる。選択的予防は、その疾患に罹患するリスクがより高いいわゆるハイリスク群を対象としたものであり、たとえば黄熱病の流行地域の旅行者に対する予防接種や乳がんの家族歴がある女性に対するX線検査などがこれにあたる。したがって、統合失調症においてこれらの介入を行うことは、特別な状況がそろわない限り困難である。

指標的予防はサブクリニカル水準の予防とも言い換えられる。診断のための指標となる何らかの徴候を特定可能な、リスクのある個人を対象とするものである。いわゆる「前駆状態」における介入等を指すが、この考え方に対してはさまざまな議論がある。例えば無症状の高血圧症などがこの状態に相当する。精神疾患の場合には、前駆状態の概念は後方視的検討によりはじめて際だたせることが可能になるという独特の様相があるため、一層複雑な問題である。この時点における介入の決定は、一方では前駆状態が後に精神疾患に発展しないいわゆる「偽陽性」が含まれる可能性を残しつつ、もう一方では顕在発症時点を決定することの困難さから生じる治療開始の遅れという重大な問題にも向き合うことになる。すなわち〝一・五次予防〟とでも呼びたくなるような位置づけである（文献21）。この段階における介入の正当性については、多くの議論が積み上げられてきている。もちろん、このような症状を持つ人が臨床場面に自ら助けを求めてきた場合には、適切な援助をすべきであるということに疑問の余地はないであろう。

これに対して早期精神病に対する介入研究の第一人者であるMcGorryとYungらは、

表5　Yung A, McGorry Pらによる最初期のウルトラハイリスク（UHR）基準（文献26から改変）

1	微弱な精神病症状群（APS：Attenuated Positive psychotic Syndrome） 過去1年間に閾値下の微弱な陽性精神病症状を体験したことがある。
2	短期間欠性精神病症状群（BLIPS：Brief Limited Intermittent Psychotic Syndrome） 1週間以内に自然に寛解する明らかな精神病症状エピソードを体験したことがある。
3	遺伝的なリスクと機能低下（GDS：Genetic risk and Deterioration Syndrome） 第1または2親等親族に精神病をみとめる。あるいは、DSM-Ⅲ-Rの統合失調型パーソナリティ障害があり、重大な機能低下を示している。

表5に示すような条件を満たす場合に、その四〇―五〇％が一年以内に症状の顕在化した精神病に進展するという（文献26）。初回エピソードを呈する全ての症例がこれらの三基準のいずれかを満たして精神病に進展していくわけではない。しかし一年以内に顕在化しない残る五〇―六〇％も、一年の観察期間で脆弱性を逃れたわけではなく、「偽偽陽性」とも呼ぶべき概念で括られる。この集団が持つ発症危険因子のうち、何らかの介入や環境の変化によりその特性を変性しうる因子を発見し、有効な介入方法をみつけて実施することはまぎれもない一次予防であり、最終的に疾患の発症を完全に食い止めることができる可能性を示唆することになるかもしれない。こう

した介入には、一時的な少量の非定型抗精神病薬の投与や認知行動療法を始めとする種々の心理社会的介入、ライフスタイルの変更や対処技能の強化などが含まれるだろう。

早期発見への戦略

では、DUPを短縮し早期介入するためにはいかなる手段が考えられるだろうか。

(一) 地域社会における健康教育

DUPを短縮するためには、広く一般市民に精神保健および精神科サービスについての教育を行うことが不可欠である。精神疾患の症状に関する正しい知識を持つことでその症状にいち早く気付くことができ、治療可能な疾患であることがわかっていることで速やかに治療に結びつくことが期待される。またこうした活動を通じて、精神疾患や精神科に対するスティグマをなくすことも重要な課題である。

(二) プライマリケアに携わる専門職への教育

患者やその家族が精神科の病院やクリニックにいくことに思い至らなかったりためらわれたりした場合、保健所などの地域の相談機関や一般の開業医、総合病院の内科をはじめとする他科へ相談に行くことが考えられる。中には今日のわが国においても、祈祷や除霊なども含めた民間療法に頼るケースも少なからず存在する。速やかに適切な精神科サービスに結びつかなければ、治療の開始はさらに遅れることになる。

そこでわが国の場合であれば開業医や学校保健に従事する者をはじめとするプライマリケアに携わる者が、精神疾患の早期サインや症状、治療法、精神科サービスなどに関する正しい知識を持っていることが望まれる。

（三）精神科サービスの整備

地域中心型の精神科サービスのさまざまなサービス部門の中でも、特に若年者が利用者の中心となる初回エピソード症例を対象とするサービスは、既存のサービスとは一線を画したものであることが望ましい。従来のサービスには、スティグマがつきまとい、生涯初めて精神科サービスを利用する人の受診行動を妨げることがある。また各段階におけるサービスも、例えばデイケアを例にしても、それぞれの施設利用者のニーズにあった年齢や機能に応じたサービスが提供されてしかるべきであろう。早期介入に特化したサービスにおいては、すでに提供するサービスの質をめぐっての議論も始まっており、ＱＩ（Quality Indicators：質的指標）やオンブズマンの活用により誰もが利用しやすいサービスのあり方をめざしている。それらが総合的に改善されてこそ、ケアへの経路がよりいっそう迅速かつ的確なものとなることが期待される。

早期介入のための新たな試み〝イルボスコ〟

このように早期介入を是とするエビデンスは着々と積み上げられ、早期段階における治療手段が揃いつつある中で、次に早期介入を実現する上で重要なのは専門治療機関へのアクセス環境の整備であろう。

メルボルンのＥＰＰＩＣ（Early Psychosis Prevention and Intervention Center）は早期介入の研究と実践に関する第一人者であるPatrick McGorry教授が創設した早期介入のための複合的な地域ケアシステムである。地域における精神保健センターと大学付属の研究機関としての顔を持つＥＰＰＩＣについての詳細は他誌を参照頂きたいが、デイホスピタルとしての機能も持っている。ＥＰＰＩＣ設立の背景あるいはその着想として本質的に重要な点は、対象者を発症脆弱性を備えた若者に特化した施設という点である（文献２、５、16）。

わが国におけるデイケアなどの社会復帰のための資源を概観しても、その多くの課題として〝卒業〟があり、就労をはじめとする次のステップへの移行が必ずしも容易でないために次第に参加者が固定し、やがて高齢化し、そこで実施されるリハビリテーションプログラムはともすると単調になる。こうした場への若者の参加は望ましくない。当人にとっても興味をそそられず参加するモチベーションが保ちにくいばかりか、予後の芳しくない利用者を目の当たりにして自身の将来に対しても不安になったり、社会に対して回避的になったりする。

治療臨界期と呼ばれる発症から三―五年程度の早期段階における治療こそが有用であり、その時期に可能な限りの治療手段を用いられるように、地域における精神科治療のサービス体制の整備が必要である。同世代の参加者との集団に身を置き、若者が経験するべき社会的体験を知らず知らずに経験できる場こそが若者が回復の夢を捨てずにアクセスできる施設になるだろう。その意味でEPPICがその対象を若年者に特化し、慢性期の患者の治療とは入り口を分けていることには重要な意味があり、有意な成果につながっているといえる。

東邦大学医療センター大森病院の精神神経科には、城南地区の中でも古く歴史あるデイケアがあり、長年にわたり利用してくださっていた患者さんも多かった。しかし大学病院周辺にはすでに多数のデイケアや社会復帰施設があり、先駆けとしての大学病院精神科デイケアの役割を終えていた。むしろデイケアという従来の名称が、部屋にこもったたばこの匂いのように、精神疾患の治りにくさという強いスティグマに覆われていた。そこで筆者の着任間もなくの二〇〇七年に、デイケアスペースの移転を契機に、一五歳から二九歳の初回エピソード後およびARMSの患者さんに限定した、新しいデイケアプログラムを実施することとした。われわれはこの施設をデイケアとは呼ばず、大森病院にちなみ〝イルボスコ Il Bosco（イタリア語で大きな森）〟と名づけた（文献23）。

大森病院は三六床の精神科閉鎖病棟を持つ大学病院本院であり、外来では精神科一般の外来に加え、児童思春期専門外来やメモリー（認知症）、シージャー（てんかん）、ズフト（依存症）などの専門外来があり、ユースクリニックもその一つである。ARMSの診断は容易ではなく、近年では特に発達障害との鑑別を要することも多い。本人のみならず、養育者からの聞き取りに加えて、母子手帳や小学校時代の通知表など、神経精神機能の発達を知る上で参考となる資料を集め検討するだけでも複数回の診察を要する。専門外来とはいえ、診察時間は限られており、治療者とご本人、ご家族との信頼関係を築き、多感な時期の日常の様子を把握するには、時間的にも場面的にも外来診察だけでは情報は乏しい。せっかく早期に受診されても、診断の先の治療システムがなければ、さまざまな可能性を示されても本人や家族には不安が増すばかりである。ここへ来れば、専門家がいるというだけでなく他とは違う何かがある、と感じていただけなければ患者さんの受診は続かない。

これまで述べたように、若者が安心して集団での時間を体験できる場の提供、継続的な治療関係の確立、より日常に近い場における本人の特性についての情報共有、さらに脳機能、特に前頭葉機能に対する神経心理学的アプローチにより脳機能の賦活を目指すプログラムの実施や心理社会的治療の実施には、診察室の中での面接だけでは足りず、より長時間を生活の場に近い環境で過ごし、専門家の目で観察し、行動変容を促していく必要がある。

プログラムの内容は、認知機能訓練的要素があらゆるところで発揮されるように工夫している。また外来（ユースクリニック）とデイケア（イルボスコ）、時には入院病棟の連続したケアが可能となるようスタッフならびに情報のネットワークに留意し、より濃厚な早期治療が実現されるよう努めている。イルボスコの治療効果については別にまとめるが、大学病院であることを幸いに、通常の利用者はデイケア基準の定員の半数程度に抑え、逆に治療スタッフはピアスタッフや研修医を含めると定数の二—三倍の人員を当てている。つまりコストに換算すれば、通常の保険診療で行うデイケアの四—六倍の資源をかけていることになる。それなりの治療成果を上げるには、手間と暇をかける必要がある。

　統合失調症をはじめとする精神病の予後や経過を改善するには、顕在発症から三—五年未満とされる治療臨界期にこそ、最大限の資源を投じて慢性化を防ぎ、なんとしても地域社会で包摂する必要がある。わが国にはこうした急性期治療に焦点をあてた治療施設は乏しい。さらなる地域における治療システムの工夫が求められている。

文献

1　Birchwood M, McGorry P, Jackson H. Early intervention in schizophrenia. Br J Psychiatry 170, 2–5, 1997.
2　茅野分、水野雅文「早期治療をめざす　メルボルンにおける早期介入サービスの実例——オリジン・ユース・ヘルス」、『こころの科学』一三三号、二六—三二頁、二〇〇七年。
3　Clarke M, Whitty P, Browne S et al. Untreated illness and outcome of psychosis. Br J Psychiatry 189, 235–240, 2006.
4　Compton MT, Carter T, Bergner E et al. Defining, operationalizing and measuring the duration of

untreated psychosis: advances, limitations and future directions. Early Intervention in Psychiatry 1, 236–250, 2007.

5 Edwards J & McGorry PD. Implementing early Intervention in psychosis. Martin Dunitz, London, 2002.（J・エドワーズ、P・D・マクゴーリ著、水野雅文、村上雅昭監訳『精神疾患早期介入の実際——早期精神病治療サービスガイド』金剛出版、二〇〇三年）

6 Falloon IRH. Early intervention for first episodes of schizophrenia: a preliminary exploration. Psychiatry 55, 4–15, 1992.

7 Falloon IRH & Fadden G. Integrated mental health care. Cambridge University Press, Cambridge, 1993.（イアン・R・H・ファルーン、グレイン・ファッデン著、水野雅文、丸山晋、村上雅昭、野中猛監訳『インテグレイテッドメンタルヘルスケア——病院と地域の統合をめざして』中央法規出版、一九九七年）

8 French P, Morrison AP, Walford L et al. Cognitive therapy for preventing transition to psychosis in high risk individuals: a case series. Behavioural and Cognitive Psychotherapy 31, 53–67, 2003.

9 Harris SM, Henry LP, Harrigan SM et al. The relationship between duration of untreated psychosis and outcome: an eight–year prospective study. Schizophrenia Res 79, 85–93, 2005.

10 Harrison G, Hopper K, Craig T et al. Recovery from psychotic illness: a 15- and 25-year international follow-up study. Br J Psychiatry 178, 506-517, 2001.

11 Kinoshita H, Nakane Y, Nakane H et al. Nagasaki schizophrenia study: influence of the duration of

untreated psychosis on long-term outcome. Acta Med Nagasaki 50, 17–22, 2005.
12 小林啓之、野崎昭子、水野雅文「統合失調症前駆症状の構造化面接（Structured Interview for Prodromal Syndromes: SIPS）日本語版の信頼性の検討」、『日本社会精神医学雑誌』一五号、一六八―一七四頁、二〇〇六年。
13 小林啓之、水野雅文「早期診断と治療の根拠」、『臨床精神医学』三六巻、三七七―三八二頁、二〇〇七年。
14 小林啓之、宇野舞佑子、水野雅文「早期介入を目指したメンタルヘルス教育の実践」、『精神科臨床サービス』〇七巻、一三三―一三九頁、二〇〇七年。
15 Marshall M, Lewis S, Lockwood A et al. Association between duration of untreated psychosis and outcome in cohorts of first-episode patients: a systematic review. Arch Gen Psychiatry 62, 975–983, 2005.
16 Mrazek PJ & Haggerty RJ eds. Reducing risk for mental disorders: frontiers for preventive intervention research. National Academic Press, Washington DC, 1994.
17 McGorry PD, Yung AR, Phillips LJ et al. Randomized controlled trial of interventions designed to reduce the risk of progression to first-episode psychosis in a clinical sample with subthreshold symptoms. Arch Gen Psychiatry 59, 921–928, 2002.
18 McGorry PD, Hickie IB, Yung AR et al. Clinical staging of psychiatric disorders: a heuristic framework for choosing earlier, safer and more effective interventions. Aust N Z J Psychiatry 40,

616–622, 2006.

19 Miller TJ, McGlashan TH, Rosen JL et al. Prospective diagnosis of the initial prodrome for schizophrenia based on the structured interview for prodromal syndromes: preliminary evidence of interrater reliability and predictive validity. Am J Psychiatry 159, 863–865, 2002.

20 水野雅文「精神疾患発症の前駆症状と働きかけ」、松下正明総編集、岡崎祐士、武田雅俊編集『新世紀の精神科治療10　慢性化防止の治療的働きかけ』一九〇―二〇五頁、中山書店、二〇〇四年。

21 水野雅文「一・五次予防のメンタルヘルスケア」、『精神医学』四九巻、四―五頁、二〇〇七年。

22 Perkins DO, Gu H, Boeva K et al. Relationship between duration of untreated psychosis and outcome in first–episode schizophrenia: a critical review and meta-analysis. Am J Pyschiatry 162, 1785–1804, 2005.

23 東邦大学医療センター大森病院メンタルヘルスセンター「イルボスコ」。https://www.lab.toho–u.ac.jp/med/omori/mentalhealth/

24 Yamazawa R, Mizuno M, Nemoto T et al. Duration of untreated psychosis and pathways to psychiatric services in first–episode schizophrenia. Psychiatry Clin Neurosc 58, 76–81, 2004.

25 Yamazawa R, Nemoto T, Kobayashi H et al. Association between duration of untreated psychosis, premorbid functioning, and cognitive performance and the outcome of first–episode schizophrenia in Japanese patients: a prospective study. Aust N Z J Psychiatry 42, 159–165, 2008.

26 Yung AR, McGorry PD, McFarlane CA et al. Monitoring and care of young people at incipient risk of

psychosis. Schizophr Bull 22, 283–303, 1996.

（二〇〇五・二〇〇八）

ルブリーカ　医療先進国の精神医療

昨年から日本医師会の疑義解釈委員会・保険適用検討委員会に出席させて頂いている。各学会からの委員が、新規の薬剤、医療機器などの保険適用に際して審議する場である。最近では、極めて高額な薬剤が次々登場する中で、効能や適応に対して厳しい議論が交わされている。

当初メラノーマの特効薬とされた「オプジーボ（一般名ニボルマブ）」は、二〇一五年一二月に肺がん治療薬としても適応追加が承認された。肺がんの場合、標準的な投与方法で一人年間三五〇〇万円に達し、投与対象は約五万人いるとされる。仮に全員に処方されると三五〇〇万円×五万人であるから、年間で一兆七五〇〇億円にのぼる。この薬剤の効果のある患者は二～三割程度だが、処方前に効果の有無を区別する技術はまだない。高脂血症治療薬の「レパーサ（一般名エボロクマブ）」のように一回分は二万三五〇〇円程度でも極めて長期にわたって服用せざるを得ない薬も、薬代金は高額になる。いずれも、副作用に対応できる医師のみ処方できるようにするなどの適正使用ガイドラインにより対策がとられるという。新しい高額な医療技術と長寿が国民医療費の増大を招く、との危惧から生じている議論である。

わが国の医療費は、総額で約四〇兆円であり、これがパチンコ関連産業の総額とほぼ同じだという話は、後者は把握が難しいからおおよそではあろうがしばしば指摘されている。国民医療費が四〇兆円に達したのは平成二五年度が初めてだが、右肩上がりになると予測されている。国民医療費は、医科診療医療費（二八・七兆円）、歯科診療医療費（二・七兆円）、それに薬局調剤医療費（七・一兆円）などから成る。薬局調剤医療費の大きさに今さらながら驚かれた方も多いだろうが、ここでは本題を続ける。医科診療医療費二八・七兆円のうち、ICD－10の「精神及び行動の障害（F2）」が占める分は、僅かに一・九兆円すなわち六・五％に過ぎない。F2の一・九兆円の内訳は、入院が一・四兆円を占め、入院外は五〇〇〇億円、すなわちわが国の精神科外来治療には医療費総額のわずか一・七％が費やされているに過ぎない。驚くべし！

二〇〇八年の厚生労働省の患者調査でがん（一五二万人）の二倍、糖尿病（二三七万人）の一・五倍に上った精神疾患患者数（三二三万人）には、多数の未受診者がいるとされ、五大疾病としての対策が求められている。明らかに、精神疾患の多くは、思春期や青年期早期に発症する。ある研究では、生涯を通じて精神疾患と診断される人の七五％は二五歳前にこの病を得ていると云う。その後長い人生にわたり、疾患によるさまざまな障害が困難を生じることは述べるまでもない。こうした困難やそれによる損失の指標にＤＡＬＹ（障害調整生命年 Disability-adjusted Life Year）がある。ＤＡＬＹは、疾患による生命の損失や障害を、苦痛や障害の程度を考慮した生存年数と定義される。ＷＨＯや世界銀行が疾病や障害に対する負担を総合的に勘案できる指標として採用している。日本のＤＡＬＹの内訳は、疾患別では悪性腫瘍が一四％、循環器疾患が一二％であるのに対し、精神疾患は二四・五％を占めており、ＯＥＣＤ諸国と同じ傾向にある。このような大きな犠牲に対して、わが国では総医療費のわずか六・五％しか注ぎ込まれていないという現実を見ると、ユーザーに対して申し訳ない気持ちにさえなる。

今日時点では精神医療の中で先進医療や高難度新規医療技術と呼ばれるよう

な、高額な開発費によるものは少ない。しかし精神療法にしろ、さまざまな心理社会的治療は、開発費のような計算にはそぐわない長年月を経て積み重ねて達した極めて専門的な技能である。何より、我々自身が自らの専門技能のコストに対する低評価に慣れてしまってはいけないだろう。精神疾患からの十分な回復には、マンパワーと時間を要する実効性の高いサービスが必要である。その実現にはそれなりの対価がかかるはずだ。

医療先進国に相応しい良質な精神医療を実現するために、立ち位置を超えてその実現のために語り合い、エビデンスを示し、共に発信していくことが専門家の責任ではないだろうか。

（二〇一六）

第5章　早期支援の臨床

1 残された課題

あらゆる疾病は、より早く発見し、治療したほうが予後が良いが、その逆は存在しない。

ささがわプロジェクトから得た教訓のひとつは、地域生活を維持するうえで重要なことはより早い時期から包括的なリハビリテーションをすすめる必要があるということだが、これをさらに推し進めれば、初回エピソードにおける治療開始の遅れを最小化していくことになる。治療の遅れを最小化すると、発病と同時、さらに、前駆症状の時から何らかの手を打てないか、さらに健康な時からメンタルヘルスに関する知識を持っていれば、前駆期さえも適切に逃れることができるかもしれない、と期待が膨らむ。

地域中心型の精神科臨床サービスへの移行を成し遂げた欧米では、統合失調症に対する臨床的関心は治療から予防へと広がっている。一九九六年に「第一回早期精神病の予防戦略に関する国際カンファレンス」としてメルボルンで始まった International Early Psychosis Association の集まりは、隔年で継続的に開催されており、毎回参加者、演題数とも増加の一途をたどっている。二〇一四年の第九回大会は To the new horizon をテーマに筆者が大会長として東京で主催し、内外一〇〇〇名の参加者があった。

わが国では、第一六回日本社会精神医学会（会長琉球大学小椋力教授）が、一九九六年三月沖縄県宜野湾市沖縄コンベンションセンターで開催された。その際、シンポジウムとして「社会精神医学における新しい戦略―精神分裂病の予防の可能性」が取り上げられた。わが国の学会で「統合失調症の予防」に関するシンポジウムが開かれたことは初めてであり、学会終了後、上記シンポジウム関係者が集まり日本精神障害予防研究会が立ち上げられた。

その後、年に一回の学術集会を開催していたが、二〇〇八年一二月一四日に開催された第一二回学術集会で日本精神保健・予防学会に名称が変更され、初代理事長に筆者が就任し、二〇一八年からは富山大学大学院の鈴木道雄教授に引き継いでいただき、発展を続けている。

早期介入への関心は、脱施設化が進み、地域におけるケアが根付いたイギリスやオーストラリア、北欧諸国から、地域精神医学の臨床実践の中でのある種の必然として次第に高まり、今日では欧米における臨床精神医学の一大潮流となっている。精神疾患の発症メカニズムの解明にも早期精神病から得られる知見は不可欠であり、臨床と研究が相まって進歩する必要がある。

一般に、疾患の予防と早期発見・早期治療の重要性に異を唱える者はなく、身体医学における常識である。特に近年では医療費削減への期待から予防活動やそれをめぐる市民教育に対して、時にはエビデンスの有無に拘らずさまざまな努力が重ねられている。

しかし、精神疾患の予防や早期介入については、欧米においてさえ、時には慎重論を巻き込みながら活発な議論が進められている。早期介入の意義は、有効な早期治療あってこそのものであり、効果的な治療無くして発見するだけではレッテル張りに終わり、差別や偏見を助長することにさえつながる。こうした危惧の背景に、ナチスドイツによる精神障害者に対する断種政策など、忌まわしい精神医学の濫用の歴史があることを忘れてはならない。

今日では、精神疾患の早期発見・早期治療を支援しうる必要条件が、新たな治療薬の登場や認知行動療法をはじめとする心理社会的治療の普及により、ようやく満たされようとしている。これには発見後の対応すなわち十分なケアができる技能や資源があり、それにより回復可能性が高まるというエビデンスの提示が大前提である。将来、心の健康診断を実施するには、早期発見による治療的介入が、予後の改善に有効であることが明確に示される必要がある。

精神疾患の早期介入はきわめて社会医学的な特性を有しており、特定の疾患、特に統合失調症のような重篤な精神病だけを対象とするモデルによるストラテジィだけでは成功は覚束ない。また、受診機会と経路は重要な問題であり、本章2で詳しく論述する。

医療費削減ムードの中で新たなインフラの整備は期待薄である。現状のインフラと保険制度の縛りの中で今日のニーズに応えられる精神保健医療福祉サービスの新たな機能を発揮させるには、さまざまな工夫が求められている。

（書下ろし）

2

精神疾患に対する早期介入

精神疾患への早期介入（early intervention）を論じる時には、精神障害という重い現実は心得ながらも、全治や予防、発症頓挫という大いなる夢を持って語る必要がある。夢で終わらせないために、どのような戦略が必要であるかを考えてみたい。

疾患の早期発見・早期治療がその転帰や機能回復にとっても、さらには医療経済的な視点からも是とされることは、古来医学の常識であり異議を唱える者は少ない。ただし今日では、これには発見後の対応すなわち十分なケアができる技能や資源があること、それにより回復可能性があるというエビデンスが示されることが大前提である。もちろん介入手段は安全にして、身体的にも心理的にも苦痛の少ないものでなければならない。欧米や豪州を中心に急速に関心を集め、その実践に広がりがでてきている早期介入は、精神科サービスの諸側面におけるこれらの条件が次第に整備されたのと時を同じくして動き出した。

精神科領域では、どんな優れた専門家がいても、患者さんがはじめから特定の疾患の専門家を目指して受診してくることは少ないし、残念ながら我々は特定の疾患を予測させる確定的で特異的な初期徴候をつかんではいない。夢を実現するには、特定の疾患に対する個別的な診断治療ツールの開発と、普遍的で応用可能な地域システムやネットワークを早期介入というキーワードのもとで同時進行的に発展させていく必要がある。

本書で各疾患の臨床的な早期段階について語られる共通点は、おそらくはその未分化な症候の問題であったり、早期治療による症状や病態の可逆性についての検討であろうし、さらには早期発見・早期治療を可能とするさまざまな現場や状況についての整理であろう。またこれらに対峙するものとして、精神疾患に対するスティグマや病識を始めとする、脳の疾患に特有の問題が、共通して示されることだろう。いずれにせよ各疾患への早期介入は、各疾患別では成り立ち得ないものであり、精神疾患全体に共通した理解と働きかけが必要になってくる。

そこで本項では、各疾患における早期介入の実現を図る上での共通課題を、脳を中心とする個体へのアプローチ、それを取り巻く環境としての社会やシステムへのアプローチ、個体と外部環境のインタラクションへのアプローチに分けて論じてみる。

個体へのアプローチ

ここで個体へのアプローチとは、直接的な脳への働きかけを意味するのではなく、結果として個体の行動変容（受療行動やアドヒアランスなど）を来すようなアプローチを取り上げたい。なぜなら脳をめぐる生物学あるいは神経科学的研究の新たな知見は枚挙に暇がないが、個別的にはいまだ臨床サービスとしての早期介入にただちに生かされる発見や技術革新は限られているのが現実だからである。

治療技術は十分に進歩したのか？

今日精神科医が手にしている治療は、残念ながら対症療法にとどまり、必ずしも十分な成果を挙げているとは言い難い。例えばＤＳＭ―Ⅳ―ＴＲによれば、大うつ病エピソードの自然史追跡研究において、診断された一年後に四〇％のものが依然として大うつ病の診断基準を満たす状態が続き、二〇％の症例は部分寛解に留まり、症状が完全に消失する人は四〇％に過ぎないという。約三分の一では持続性エピソードに至ることも指摘されているし、回復しても六〇％が二度目のエピソードを来しているという（文献1）。多くの人で改善は見込まれているが、回復や再発については多少のリスクファクターは知られているものの個別の症例では予測は立たず、いわば手探りの心もとない臨床である。統合失調症の治療においても、非定型抗精神病薬に代表される副作用の少なさを強調したより安全な薬が用意されたことは喜ばしいことであるが、一方で、精神症状以上にその改善が期待されている認知機能障害に著効する薬剤の登場にはまだかなりの時間がかかるだろう。

しかし入院治療から地域ケアの時代への劇的な治療パラダイムのシフトには、治療者側の疾病観の変化も追随する必要があるに違いない。我々精神科医の精神病に対する治療観そのものを、かつての諦めに覆われたものから、回復可能性を前面に押し出したものとすることが求められている。

目指すべき治療観

二〇〇七年に創刊された早期介入の国際専門誌 Early Intervention in Psychiatry の第一

号誌に寄せられた論説の中で、NIMHのThomas Inselは、精神医学が他の医学領域と同等の治療観を持つ上で不可欠の要因として、Pで始まる四つのキーワードParticipatory, Personalized, Predictive, Preemptiveを挙げている（文献8）。

Participatory（参加型）は、文字通り患者およびその家族が治療における意思決定に参加することを意味している。他疾患では、例えば癌治療などにおける治療選択では、医師から十分な情報を得た本人と患者が自らの人生観や価値観に基づいて選択する機会が増えている。もちろん専門家の豊富な経験に根ざした意見はおおいに参考にされることであろうが、いまや患者や家族にはインターネットを介して膨大な医学情報が直接入手できる状況が整っているし、やがては患者側にもそれらの利用が求められる時代が来るだろう。その意味では、インターネットも介した正しい情報発信は、ニーズの高まりも加わり、専門家の責務ともなっている。ただし精神疾患にかかった状態で、適切な参加や判断が可能であるかには議論が残るところであり、その意味での精神科医療倫理の分野からの検討が急がれる必要があるだろう。

Personalized（個別化）とは、治療が個人のニーズに基づいて選択されることを意味している。無作為化臨床試験の結果は、確かにどちらかの治療の優位性を示してはいる。しかし個人にとって必要な情報は、その治療が自分にとって効果が期待できるか否かがすべてであり、その情報こそ疾患の種類を越えたニーズである。ある一人の患者が、SSRI投与を受けるべきかそれともCBT（認知行動療法）を受けるべきか、どんな人が非定型抗精神病薬でメタボリック症候群を発症するのか、どんな人がクロザピンで顆粒球減少症を発症するのか、といった疑問点への答えを導くことによって、臨床医は治療を個別化し、現行の治療法を最適化することが可能になる。早期介入を実現するためには、よく言われるpersonalized medicineは精神科領域でも積極的に検討されるべきであろう。

Predictive（予測性）では、バイオマーカーのような予測ツールの登場を期待している。すでに他の医学領域では、たとえば乳癌リスクのゲノムバイオマーカー（マンマプリントなど）や、前立腺癌の再発を追跡するための蛋白質バイオマーカー（PSAなど）は日常診療に採り入れられ広く使用されている。精神医学の領域では抗精神病薬や抗てんかん薬の処方に際して、CYPなどでの代謝に関連するバイオマーカーが開発され副作用発現の予測に役立てられようとしているものの、今のところ病態を反映するマーカーはない。しかし今後遠くないうちに、統合失調症のリスクを特定する画像バイオマーカー、うつ病の再発を予測する血漿蛋白、自閉症を予測するゲノムバイオマーカーなどが登場することは想像に難くない。
Preemptive（先制的）とは、こうした予測ツールが開発されていく中で、究極的には精神医学分野の将来において最も期待されるpreemptive医療という視点を指している。「先制的治療」といってもいいが、Inselは冠動脈疾患を例に挙げて説明している。冠疾患では、血漿脂質と家族歴に基づくリスクを予測し、さらに画像診断に基づいた早期発見を組み合わせ、ステント留置や薬物療法、ライフスタイルの変化を促すことなどを、心筋梗塞への先制的治療とみなすことができる。これにより、米国では二〇〇六年一年間に心臓病で死亡するはずであったおよそ百万人が一命を取りとめたとＮＩＨは推定している。同じ革新的技術を統合失調症の前駆症状の発症初期に応用した場合、どのくらいの初発精神病エピソードに先手を打ち、この慢性疾患の罹患率を低下させることが可能かについては、想像の域を出ないものの、統合失調症、自閉症、気分障害の「治癒」という夢の実現にはこの先制的介入が欠かせない。

臨床病期分類（clinicopathological staging）の提案

精神科における早期介入の先駆者の一人であるMcGorryらは、早期介入の実現と安全かつ効果的な介入には発見的方法を枠組みにした臨床診断分類の作成と活用が欠かせないとしたうえで、早期介入の推進に際して臨床的にも非常に魅力的な臨床病期分類の作成を提案している（文献12）。実際、今日の精神科臨床における診断が質的方法に根ざしており、その診断的意義については繰り返し問題視されてきていることは周知のとおりである（文献10）。ＤＳＭ診断では、ＤＳＭ－Ⅲ以来統合失調症の診断基準においては「機能の低下」と「障害の期間（六ヶ月）」を必要条件としている。この基準を用いることによる診断の遅れのために、統合失調症を発症しているあるいは発症しつつある者への介入が遅れ、貴重な治療の時期を逃している。早期介入の視点からはこうした現象学に基づく横断的診断基準は早急な修正が望まれる。

他の医学領域において用いられている臨床病期分類は、病理所見、特に悪性腫瘍の臨床病理分類（clinicopathological staging）は病理組織診断や血液生化学所見、画像所見、診断的外科処置（diagnostic surgical procedures）などの所見も集約されたものであり、極めて実際的実用的なツールとして運用されている。多くの悪性疾患の治療指針がこの臨床病期分類に基づいて作成されていることはよく知られているとおりである。

臨床病期分類を精神科疾患に応用することの利点のひとつは、とりわけ初期ないし前駆期における治療的介入においての明確な治療指針ないし予後予測を可能にすることである。臨床病期分類を当てはめることにより、顕在発症間際の状態に関しても明確な診断的位置づけが成される。これまでともすると顕在発症を待たなければ確定診断に至らず、そのための〝保険病名〟をつけての苦し紛れの処方行為などは解消される。また発病の恐れがあるとか、疑がわしいから服薬しましょうというような根拠の希薄な説明ではなく、根拠に基づく治療戦略を患者や家族も参加して相談することが可能になってくるだろう。

精神疾患の臨床病期診断においては、少なくとも早期段階においては治療反応性も良好でありより良好な転帰が期待できること、初期段階での治療はより侵襲性の低い穏和な治療手段がとられるべきであることを原則とするべきである。治療の実際に当たっては、なんとかして次の段階への進行を妨げるべく、生物学的、心理社会的、個体特性を理解し統合的な治療を動員することになる。各段階に特有の治療方法も存在するであろうし、共通するものも当然ある。

このような病期分類モデルに好適な精神疾患は、原則的に無治療であれば進行性に機能水準が低下していくものの、自然寛解や一時的安定もある、身体疾患でいえば乳がんなどの病期分類に類似したものになるだろう。治療臨界期における濃密な治療が予後を改善す

表６　精神病状態と重篤な気分障害の臨床病期分類モデル

［McGorry PD, Hickie IB, Yung AR et al. Clinical staging of psychiatric disorders: a heuristic framework for choosing earlier, safer and more effective interventions. Aust N Z J Psychiatry 40, 616–622, 2006. の著者と出版社の許可を得て翻訳の上転載、一部加筆。（水野雅文「精神疾患に対する早期介入」、『精神医学』50巻、217－227頁、2008年）］

臨床病期	定義	対象	効果が期待される介入方法	指標となる生物的マーカーとエンドフェノタイプ
0	精神病状態ないし重篤な気分障害の危険が増大している。 精神病症状はない。	１親等に遺伝負因のある10代の若者	精神保健や家族心理教育、薬物療法、短期認知技能訓練などに関する知識の普及・啓発活動	トレイトマーカーやエンドフェノタイプの候補 例：追跡眼球運動、P50、ナイアシン感受性、双眼視野競合、プレパルスインヒビション（PPI）、MMN（ミスマッチ陰性電位）、嗅覚脱失など
1a	精神病状態ないし重篤な気分障害の軽度または非特異的症状。 認知機能症状を含む。 軽度な機能障害や機能低下。	10代人口のスクリーニング、かかりつけ医やスクールカウンセラーから紹介があった10代のスクリーニング	メンタルヘルスの知識教育、家族心理教育、CBT、積極的な物質乱用予防対策の実施	サンプルサイズに応じたトレイトやステートの候補
1b	超ハイリスク（Ultra High Risk）：中程度だが閾値下の症状　中程度の認知機能障害や事例化直前の機能低下（GAF<70）。	教育機関やかかりつけ医、救急部や福祉関連施設からの紹介	家族心理教育、CBT、積極的な物質乱用予防対策の実施、非定型抗精神病薬や抗うつ薬や気分安定薬	ナイアシン感受性、葉酸値、MRI・MRS所見、視床下部ー下垂体ー副腎系（HPA系）不全
2	精神病状態ないし重篤な気分障害の初回エピソード 中等度－重度の症状を呈し、認知機能障害や機能低下を呈し、閾値を完全に越えている（GAF30〜50）。	かかりつけ医、救急部や福祉施設、精神科クリニック、薬物物質乱用治療施設からの紹介	家族心理教育、CBT、積極的な物質乱用予防対策の実施、非定型抗精神病薬や抗うつ薬や気分安定薬、職業リハビリテーション	引き続き上記のマーカーや疾患の状態、トレイト、進行状況を見ながらの継続

ることはよく知られていることである。時宜を得た介入により、明らかな自然史的経過の改善が望めることも病期分類のもたらす大きな成果である。

その意味では、精神疾患の中でも統合失調症は病期診断のモデルとしての条件を備えており、早期介入の促進上も好ましいものと思われる。表6に、マクゴーリたちが提唱する精神病ないし気分障害の臨床病期分類案を提示する。各段階での治療反応性の検討など詰めなければならない問題は多々あるものの、ロジカルな治療を導く有効な手段になるように思われる。

未治療期間中の脳損傷の進展

DUPは治療開始の遅れを評価する現時点では唯一の測定値である。これまでの数回の調査を合わせると、わが国のDUPは中央値で三─五ヶ月、平均値は一三─一八ヶ月に及んでいる。この長さは、医療先進国にあっては、精神疾患の治療開始に極めて大きな遅れがあることを指摘せざるを得ない。厚生労働省科学研究費による「統合失調症の未治療期間とその予後に関する疫学的研究」における調査（文献18）では、初診の時点においてDUPが三年、すなわち生涯初診の段階ですでに治療臨界期を超えてしまっている症例が四分

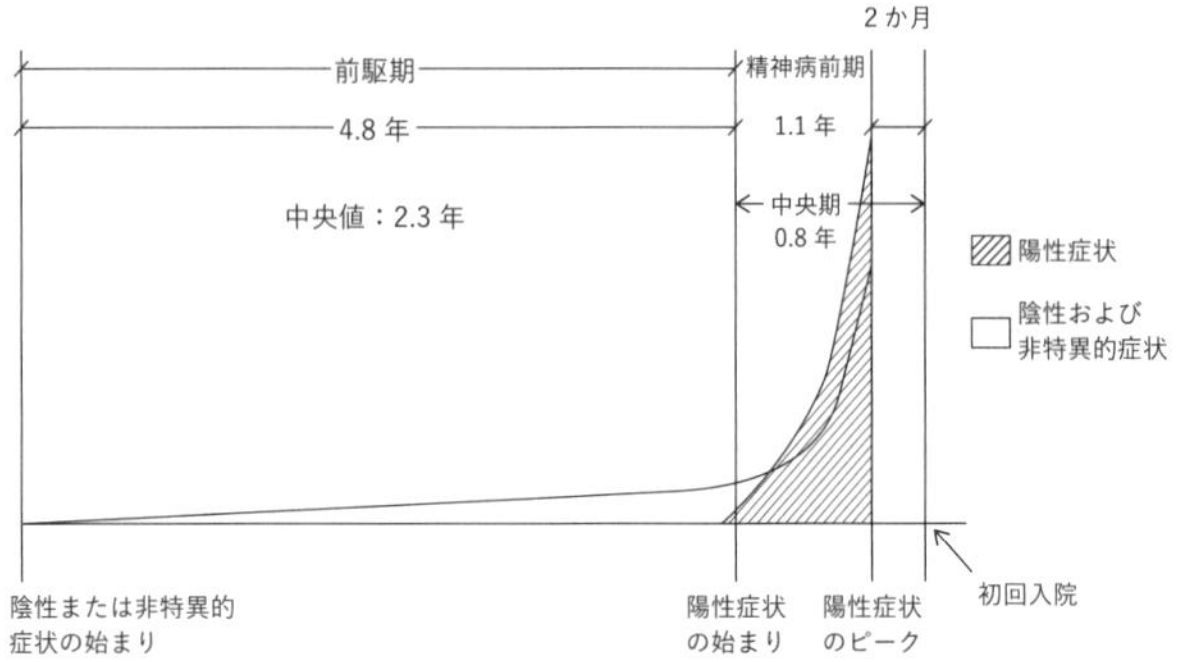

図６　初発徴候から初回入院までの経過（η＝232：男性108、女性124）
(Häfner H. Maurer K. Ruhrmann S, et al: Early detection and secondary prevention of psychosis : facts and visions. Eur Arch Psychiatry Clin Neurosci 254: 117-128, 2004を改変)

の一にも上っていること、約一割では自殺未遂の既往があることなども報告されている。医療先進国であるはずのわが国においてさえ、統合失調症の治療開始に関わる状況の改善は急を要する課題である事が示されている。

少し古いデータにはなるが、ドイツのHäfnerら（文献7）は初回エピソード統合失調症二三二名の連続例の患者に家族も含めた丁寧な後方視的面接を行い、非特異的な徴候も含め何らかの前駆的精神症状の出現が、初回エピソードにどれほど先立っていたかを調査した。その結果、最初に何らかの関連ある症状が呈されてから初回エピソードの開始までの期間は、平均で約四・

八年にのぼったという（図6）。Häfnerらは、後に統合失調症と診断される症例のおよそ九割がこの図のような発症経過をたどるとしている。精神病に先立つ前駆的精神症状には、精神病理学で強調される知覚過敏、軽微な知覚障害（幻覚など）、妄想気分など精神病により特異的な症候も含まれるが、さらに先立っては不眠や不安、焦燥、さらには不登校や閉居などの社会機能の障害が生じていることは前述のとおりである。別の言い方をすれば、顕在発症する前に何らかのアプローチをするチャンスは数年にわたり存在しているのである。

さらに重要なことは、こうした前駆期においてさえ、さまざまな認知機能の低下（文献5）や脳形態の変化特に皮質容積の減少（文献20）が繰り返し報告されていることである。

社会や外部環境へのアプローチ

実現に向けての準備状況

早期介入という視点は、諸外国における進展の歴史を振り返る限り、脱施設化、あるいは入院中心医療から地域精神科ケアへの移行が実現した後に、地域の中でのケアの完結を目指す新しい精神科サービスの展開の中で現実味を帯びてきたものである（文献15、16）。わが国の精神保健サービスはまさしく入院中心型から地域ケア中心型への移行の只中にあり、早期介入の実現には好機といえるだろう。

欧州における早期介入の嚆矢となった取り組みは、イアン・ファルーンらによるバッキンガム・プロジェクトにまで遡る（文献4）。後に発表された研究部分（文献3）だけを取り上げればこの計画は統合失調症をはじめとする精神病への早期介入であるが、実際には精神保健サービス全般を視野に入れたものであり、統合失調症のみに焦点を当てて整備されたプロジェクトではない。このことはメンタルヘルスにおける早期介入の実現上非常に重要な意味を持つ。Mrazek と Haggerty によれば、「サブクリニカル水準の予防的介入の焦点は、精神疾患を予見する感知し得る限りの最小限の症状が存在するか、精神疾患に対する素因を示すマーカーによって同定されるハイリスクな個人であるが、その時点ではＤＳＭ－Ⅲ－Ｒの診断基準には達していない」診断閾値下の症例を対象とすることになる（文献19）。すなわち早期介入の対象は、後方視的な表現をすれば前駆期における介入を目指すものではあるものの、その段階では指標となる症状が未だ精神病とはいえない非特異的症状ないしは不安、抑うつや不眠などの一般的症状に留まっている（文献13）。統合失調症へと発展するケースに対する早期介入は一次以降顕在発症前という意味で〝一・五次予防〟に相当するものである（文献16、17）。

受診経路から考える

Goldbergらが家庭医を中心とする地域医療制度の整ったロンドンで行った地域疫学研究（一九九二）によれば、一年間に二週間以上にわたる不眠や不安も含めた何らかの精神障害（common mental disorder）を呈する人口は千人に対し年間二六〇から三二〇名程度であるという（図7）。しかし地域の中で、実際に精神科医療に罹る受診行動には、いくつかのふるい分けのプロセス（フィルター）があるという。すなわち、この中で家庭医を受診する者は二三〇名ほどで、残り三二〇マイナス二三〇名は、症状の軽重によらず受診することがない。二三〇名の受診者に対して、さすが英国の家庭医はこのうち一四〇名を精神障害ありと正しく診断していたという。逆を言えば、家庭医としての専門的訓練を十分に受けている英国の家庭医でさえ二三〇マイナス一四〇名の中には精神変調を見出すことが出来なかったことになり、ここでも早期介入の視点からみれば治療の機会を失している人々が出ている。この調査の中で、精神障害ありと認識された一四〇名の中で、家庭医

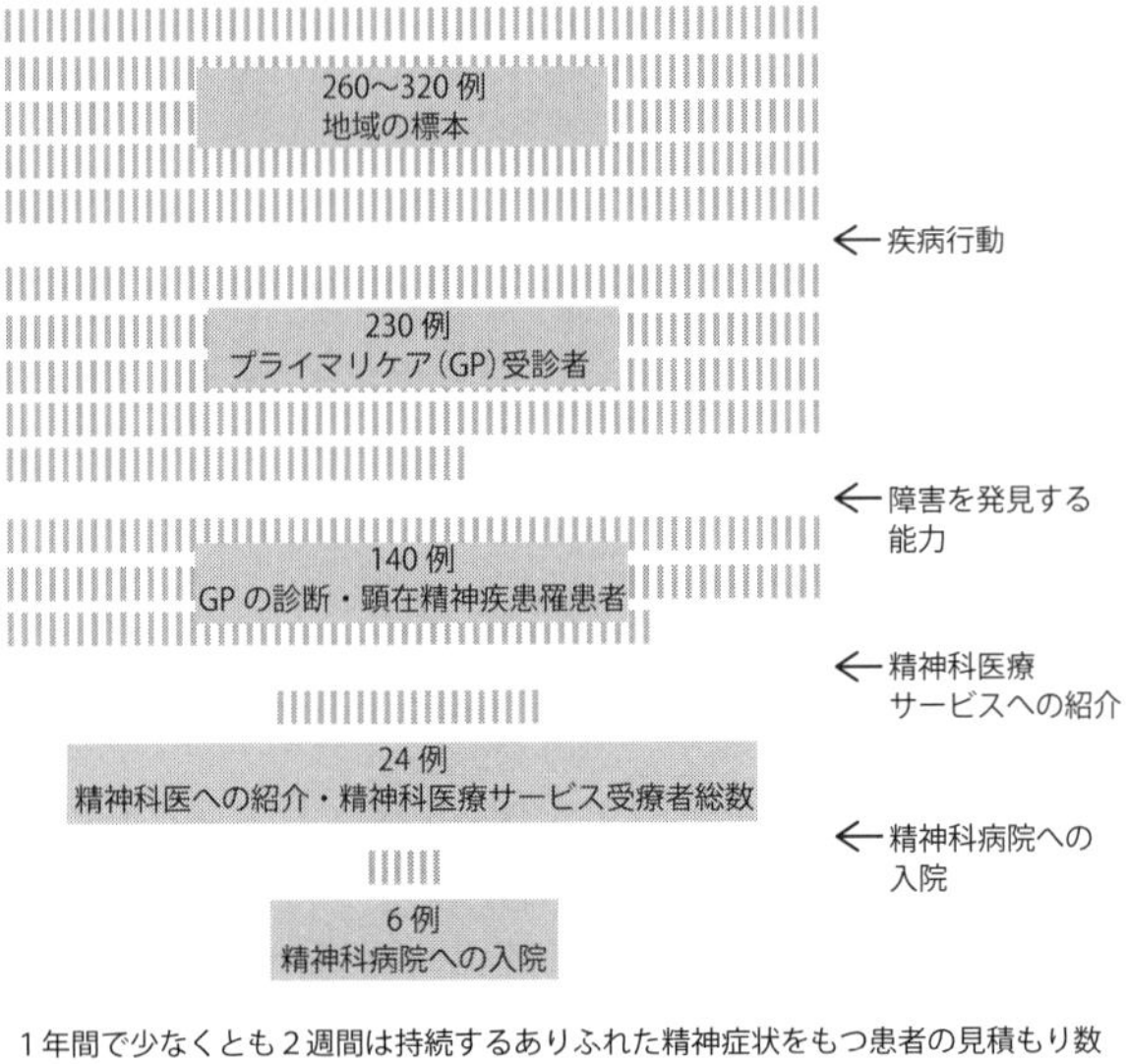

図 7　各レベルでのCOMMON MENTAL DISORDERSの人口1,000人当たりの年間罹患数

〔Goldberg D, Huxley P：Common Mental Disorders：A Bio-social Model. Tavistock/Routledge. London. 1992（中根允文訳：一般診療科における不安と抑うつ―コモン・メンタル・ディスオーダーの生物・社会的モデル．p6，創造出版，2000）〕

が精神科専門医へ紹介するケースは二三－二四名にすぎず、さらに入院を必要としたものは六名程度であった（文献6）。

問題は、具合が悪いが受診していない人々と、受診しながらも自覚症状をうまく伝えられないあるいは受け止めてもらえていない人々、さらには精神疾患ありと判断されながら専門家へ紹介されていない者の存在である。もちろん、受診していない人がより軽症なわけではない。こうした病者の存在はどの疾患にもある問題であるが、精神疾患が進行するとともに病識が乏しくなり、臨界期における貴重な治療機会をみすみす逃していることは特に留意されるべきだろう。一向に減少しないわが国の自殺者の問題もこれに類似していると思われる。

もちろん日本では、受診経路自体が大きく異なり、急増している精神科クリニックを直接受診するケースも多くあろうが、コモン・メンタル・ディスオーダーに悩む人々の多くはやはり家庭医や開業医を受診しているはずである。かかりつけ医のメンタルヘルスにおけるゲートキーパーとしての役割は大きく重いといえる。従ってわが国でいえば、かかりつけ医と地域の精神保健サービスとの統合的アプローチあるいはネットワークともいえるものを形づくる工夫が必要である。

個体と外部環境のインタラクションへのアプローチ

早期介入の問題は、理想的には地域差や民族特性などを考慮に入れて進められるべきであり、時代とともに変わり行く外部環境、人口変化、災害・戦争や地球環境変化などさまざまなストレス要因をはじめとする社会精神医学的課題を切り離して論じることはできない。精神科疫学研究の領域で、近年脳と外部環境のインタラクションに強い関心が寄せられている。統合失調症では、成育環境と疾病発現の間の関連について多数の研究がなされ、都市部の人口密集地における成育がもたらす影響や、さらに同じ都市部内においても、いわゆる社会資本（social capital）や隣人関係をはじめ地域社会との個人的関係性などの差異と発症との関連などいわゆる遺伝子環境相互作用（gene-environmental interaction）についても、さまざまな研究が進められている（文献11）。これらの成果は地域における予防や早期介入の方法論に大きな影響をもたらすことだろう。

最後に、早期介入を妨げる最大の要因のひとつに違いないスティグマの問題について言及したい。スティグマは確かに社会の中側に漂う問題ではあるが、その源泉はまぎれも無く個体の中に明確な体験として、精神疾患や精神障害者への嫌悪感・差別感として存在している。このことはいったん本人が病者となったときに、受診行動を遅れさせるし、自己評価を下げ、さらに自身に内在する差別感に愕然とする驚きの体験にいたることがある（文献21）。アンチスティグマ・キャンペーンはスティグマを抱える社会に対峙するものとして位置づけられることが多いが、実は社会と個体の両者に適切に届かせることが重要になる。これには前述した学校現場での教育などが重要になるし、初回の受診行動に対して躊躇を与えないようなサービスの確立や情報提供の努力が求められる。

早期介入が今日の現実的かつ倫理的にも想定範囲内といえる〃一・五次予防〃の範囲に留まる限り、Goldbergらの第一のフィルターに相当する当事者自身の受診行動の変容を来すことは医療者側の努力だけでは満たされないことになる。驚くべきことに、わが国の義務教育、あるいは高等学校教育では、メンタルヘルス関連の授業はほとんど行われていないのが現実である（文献9、22）。好発年齢の児童生徒が精神病の存在さえ知らず、代表的な症状も理解していない。これではアンチスティグマの観点からも知らないものに対する不安が高まるだけであろうし、DUPの短縮や早期の受診など望むべくもない。諸外国では授業の内外で、生徒学生に対してのみならず教員に対しても本人のメンタルヘルス相談だけでなく、メンタルヘルス関連の授業方法から学校現場での介入方法への指導など、極めて実践的な取組みが行われている(文献2、14)。

わが国における早期介入の実現が、医療の側だけの先走りとならないよう、教育界、産業界、保健福祉領域など多元的な取組みが推進されることを願いたい。

文献

1 American Psychiatric Association. Diagnostic and statistical manual of mental disorders, fourth edition, text revision. American Psychiatric Publishing, Washington DC, 2000.(American Psychiatric Association 編、高橋三郎、大野裕、染谷俊幸訳『DSM-IV-TR 精神疾患の診断・統計マニュアル新訂版』医学書院、三六一頁、二〇〇三年)

2 茅野分、水野雅文「早期治療をめざす メルボルンにおける早期介入サービスの実例――オリジン・ユース・ヘルス」、『こころの科学』一三三号、二六―三二頁、二〇〇七年。

3 Falloon IRH. Early intervention for first episodes of schizophrenia: a preliminary exploration. Psychiatry 55, 4-15, 1992.

4 Falloon IRH & Fadden G. Integrated mental health care. Cambridge University Press, Cambridge, 1993.(水野雅文、丸山晋、村上雅昭、野中猛監訳『インテグレイテッドメンタルヘルスケア――病院と地域の統合をめざして』中央法規出版、一九九七年)

5 Fusar–Poli P, Deste G, Smieskova R et al. Cognitive functioning in prodromal psychosis. Arch Gen Psyshiatry 69, 562–571, 2012.
6 Goldberg D & Huxley P. Common mental disorders: a bio–social model. Routledge, London, 1992.（D.Goldberg & P.Huxley 著、中根允文訳『一般診療科における不安と抑うつ――コモン・メンタル・ディスオーダーの生物・社会的モデル』創造出版、六頁、二〇〇〇年）
7 Häfner H, Maurer K, Ruhrmann S et al. Early detection and secondary prevention of psychosis: facts and visions. Eur Arch Psychiatry Clin Neurosci 254, 117–28, 2004.
8 Insel T. The arrival of preemptive psychiatry. Early Intervention in Psychiatry 1, 5–6, 2007.
9 小林啓之、宇野舞佑子、水野雅文「早期介入を目指したメンタルヘルス教育の実践」、『精神科臨床サービス』〇七巻、一三三一一三九頁、二〇〇七年。
10 小林啓之、水野雅文「早期診断と治療の根拠」、『臨床精神医学』三六巻、三七七一三八二頁、二〇〇七年。
11 Krabbendam L & van Os J. Schizophrenia and urbanicity: a major environmental influence––conditional on genetic risk. Schizophr Bull 31, 795–799, 2005.
12 McGorry PD, Hickie IB, Yung AR et al. Clinical staging of psychiatric disorders: a heuristic framework for choosing earlier, safer and more effective interventions. Aust N Z J Psychiatry 40, 616–622, 2006.
13 McGorry PD & Jackson HJ eds. The recognition and management of early psychosis: a preventive

approach. Cambridge University Press, Cambridge, 1999.（パトリック・D・マクゴーリ、ヘンリー・J・ジャクソン編著、鹿島晴雄監修、水野雅文、村上雅昭、藤井康男監訳『精神疾患の早期発見・早期治療』三一四四頁、金剛出版、二〇〇一年）
14 Beyond Blue. "Be You" web site. https://beyou.edu.au/（二〇二〇年一二月三一日確認済）
15 水野雅文「〝再施設化〟しない脱施設化を達成するための地域ケア戦略」、『最新精神医学』一〇巻、一八三―一八九頁、二〇〇五年。
16 水野雅文「早期介入の推進」、『脳21』九巻、四三三―四三七頁、二〇〇六年。
17 水野雅文「〈巻頭言〉一・五次予防のメンタルヘルスケア」、『精神医学』四九巻、四―五頁、二〇〇七年。
18 水野雅文（研究代表者）「統合失調症の未治療期間とその予後に関する疫学的研究――平成20年度―22年度総合研究報告書（厚生労働省科学研究費補助金障害者対策総合研究事業）」七―三四頁、東邦大学医学部精神神経医学講座、二〇一一年。
19 Mrazek PJ & Haggerty RJ eds. Reducing risk for mental disorders: frontiers for preventive intervention research. National Academic Press, Washington DC, 1994.
20 Pantelis C, Velakoulis D, McGorry PD et al. Neuroanatomical abnormalities before and after onset of psychosis: a cross-sectional and longitudinal MRI comparison. Lancet 361, 281–288, 2003.
21 八木剛平「統合失調症の薬物療法と病名告知に関する失敗学」、『精神科臨床サービス』〇七巻、一七七―一八二頁、二〇〇七年。

22　山澤涼子、水野雅文「早期介入と治療予後」、『Schizophrenia Frontier』六巻、四二—四六頁、二〇〇五年。

（二〇〇八・二〇一四）

3 外来診療と軽症化

統合失調症の軽症化が指摘されてすでに久しい。都市社会における無名性、匿名性の広がりはライフスタイルにも多様性を生み、正常範囲の拡大を許容し、相対的に薄められた狂気が都市の中で異彩を放たなくなったのだろうか。一方、心理教育などの治療技能や薬物療法などの治療手段の進化もアドヒアランスを高め、劇的な再発を妨げているかもしれない。

さらに精神科医療機関へのアクセスの改善は、外来診療における治療対象の拡大を可能にし、より早期段階での受診を促している可能性もある。このことが、統合失調症をはじめとする精神病圏の顕在発症の抑止に働き、その結果重症例が減少することで〝軽症化〟

につながっているとすれば、それは非常に喜ばしいことである。ここでは外来診療において注目するべき統合失調症をめぐる新たな概念とそれに基づく治療戦略を紹介し、さらなる治療対象の広がりに備えたい。

統合失調症をめぐる新たな概念

二〇一三年に改訂されたアメリカ精神医学会の精神疾患の診断・統計マニュアルＤＳＭ－５は、日本語訳が二〇一四年に刊行された（文献１）。今回の改訂をめぐる統合失調症関連の大きな話題は、結論的にはＡＰＳ［Attenuated Psychosis Syndrome：減弱精神病症候群（準精神病症候群）］と名付けられた、重症度と持続期間において統合失調症の診断基準は満たさないものの精神病状態に準じる状態の一群を、果たしてＤＳＭの本編である第Ⅱ部の「統合失調症圏スペクトラム障害および他の精神病性障害」に含めるのか、それとも付録にあたる第Ⅲ部の「今後の研究のための病態」に含めるのか、をめぐる一連の議論であった。

結論から述べると、ＡＰＳに関するこれまでの研究成果による疾患概念としての信頼性が不十分であること、その他の疾患との境界が不鮮明であること、さらにこうした顕在発症以前の状態に対して診断名を与えることの影響が考慮され、結局第Ⅲ部の冒頭に掲載された。診断名をつけることの影響とは、統合失調症以外の疾患への移行も予見される一群に対して、過剰診断に基づく薬物療法がおこなわれることへの危惧であり、さらに健常との連続性に関する議論への配慮もあった。

精神科医であれば誰しも、精神病になりかけ、あるいは発症間際の症例に出くわし、なんとか発症を阻止しようと工夫を凝らした経験があるだろう。そうした症例は、上述のように精神病状態の重症度においても、症状の持続期間においても、精神病を発症したとするには至っていないものの、経験ある治療者にはここに何か不運な一押しが加われればたちまち発症してしまうのではないかという危機とも脆弱性ともいえる何かがみてとれる。精神病の発症という重大な危機に瀕した状態でありながら、しばらく前までこの状態に名を与え、戦略的な治療あるいは予防方法の検討がされることはなかった。

このようなハイリスク研究が系統的になされるようになったのは、Alison Yung, Patrick McGorry らによるその後のさまざまな研究の嚆矢となる一九九六年の論文発表以降のことである（文献2）。当初 Alison Yung らは、①APS（閾値下の微弱な陽性症状の継続）、

②ＢＬＩＰＳ（短期間の間歇的な精神病状態）、③ＧＤＳ（遺伝的なリスクと社会機能の低下）の三条件のうちのどれかを満たす症例を集めると、約四〇％が一年以内に精神病状態となることを見出し報告した。すなわちこれら三条件は後の精神病発症を予測する診断基準となることから、各地で驚きとともに追試が行われたが、果たして次々と近似のデータが発表された。

この頃より顕在発症以前の病態に対する支援と、症候そのものの検討、さらに精神病の病因研究についての関心は高まり続け、一九九八年には国際早期精神病学会（ＩＥＰＡ：International Early Psychosis Association）が誕生、その後学会誌 Early Intervention in Psychiatry が創刊され、二〇一四年には東京で第九回大会が開催された。この二〇年間の研究の発展により、Yung があげた病態は顕在発症以前のいわゆる前駆状態全体への研究に広がり、立場によりＡＲＭＳ、ＵＨＲ、Initial Prodromal State などと呼ばれている。ＤＳＭ－５の精神病性障害ワーキンググループでは当初エール大学の Thomas McGlashan らがまとめた Psychosis Risk Syndrome（文献3）の用語と概念を検討したが、ＢＬＩＰＳは短期精神病性障害や統合失調症様障害、ＧＤＳは統合失調症型パーソナリティ障害との重複のために除外され、ＡＲＭＳの九割以上を占めるＡＰＳだけが検討対象となった。

これに対して筆者も含む早期介入研究の専門家グループは、Yung のあげたＡＰＳはたとえ精神病の閾値下の症状であっても実際にその症状による苦痛を訴え、機能障害を来しており、治療を要する医療の対象であること、そのためにも過剰診療やスティグマなどの懸念を払拭するべくさらなる研究が進められるべきであることを表明した（文献４）。

実際、現在行われているＡＲＭＳのコホート研究のなかで世界最大のＮＡＰＬＳ研究の結果でも、一年間の追跡で約三五％が発症したという。約二四％は寛解を得るものの、残りの約半数（二一％）は抗精神病薬の処方をうけ、半数（二〇％）はＡＰＳの状態に留まっており、四人に三人は何らかの不調が継続していることが示されている（文献５）。当初の六ヶ月で一三％、次の六ヶ月で九％が発症したという報告もある（文献６）。これらの点は、わが国の東北大学のデータ（文献７）や、富山大学、東邦大学のデータを加えた三大学のデータ（文献８）からも同様の傾向がうかがわれている。つまりＡＰＳは、精神症状が比較的に軽症であるからといって、治療対象として与しやすいわけではない。

本書の中でも後述されるが、統合失調症の発症に先立つ前駆状態、あるいは前方視的に言えばＡＰＳに当たる時期には、適切な支援により発症予防あるいは発症を阻止できる可能性が高まってきている。その多くは、統合失調症の好発年齢に先立ち、思春期から青年期前期が中心となる。治療者には、ハイリスクはハイリスクにすぎないという診断上の謙虚さを、もしかすると発症するという不安に近い恐れを抱えながら保つことが求められる。思春期の若者に、こうした込み入った状況をすべて正確に伝えることは、必ずしも治療的とは限らないところにも難しさが残る。単なる思春期の心身不安定、社会的ひきこもりなどとの同一視、あるいは根拠の乏しい激励などにより治療や支援の機会から遠ざけることのないよう注意したい。

早期精神病における精神科医の認識と治療判断

こうした前駆状態の明確化や研究成果を、わが国の精神科医はどのようにとらえているのだろうか。

筆者らは二〇〇七年に、都内の精神科医を対象に仮想事例を用いたシナリオアンケート調査を実施し、APSを中心とするARMSを初回エピソード統合失調症とどのように差別化し、早期精神病（early psychosis）をどのようにとらえ、いかなる治療観をもって、日常臨床にあたっているのかを検討した（文献9）。その結果、当時の調査では、今日のA

表7　減弱精神病症候群（Attenuated Psychosis Syndrome; APS）診断基準　DSM-5日本語版P775-776を転載（文献1）

A．以下の症状のうち少なくとも1つが弱い形で存在し、現実検討は比較的保たれており、臨床的関与に値する程度の重症度または頻度を有している。
　⑴妄想
　⑵幻覚
　⑶まとまりのない発語
B．上記の（1つまたは複数の）症状は、過去1カ月の間に少なくとも週1回は存在していなければならない。
C．上記の（1つまたは複数の）症状は、過去1年の間に始まったか、あるいはその間に増悪してなければならない。
D．上記の（1つまたは複数の）症状は、臨床的関与に値するほど苦痛を与え、能力を低下させている。
E．上記の（1つまたは複数の）症状は、精神病性の特徴を伴う抑うつ障害または双極性障害を含む他の精神疾患によってうまく説明されるものではなく、物質または他の医学的疾患の生理学的作用によるものでもない。
F．どの精神病性障害の基準も満たされたことはない。

〔日本精神神経学会（日本語版用語監修）．高橋三郎，大野　裕（監訳）：DSM-5精神疾患の診断・統計マニュアル，p775，医学書院，2014より〕

PSに相当するMcGlashanらによるCOPS－Bと呼ばれる基準を満たした模擬症例に対して、「前駆」や「前駆状態」と回答した者は一三％に過ぎず、圧倒的多数が「統合失調症」と回答していた。

さらに治療法の選択では、統合失調症の顕在発症の基準を満たすより以前から、すなわちAPSなどの陽性症状に対して、顕在発症例より相対的には少量ながらも抗精神病薬を使用する傾向があり、過剰な介入をもたらす可能性があることが示唆された。ARMSまたはAPS症例、顕在発症例いずれにおいてもリスペリドンを第一選択とする回答が最も多かったものの、その割合は顕在発症例で六六％だったのに対しAR

MSまたはAPS症例においては四八％と少なかった。一方で、ARMSやAPS症例においてはアリピプラゾールやペロスピロンを選択する回答が顕在発症例に比べて多かった。

前述の検討から一〇年近くが経過するにあたり、筆者が代表を務める日本医療研究開発機構（AMED）研究班では、新たにAPSの診断基準（表7）に基づいた模擬症例を用いて、わが国の臨床家に同様のアンケートを行いたいと計画中である。この間の研究の成果が、臨床現場に反映されていることを願うばかりである。

軽症化に応える新たな視点　臨床病期分類

APSが信頼に足る疾患概念であるかという基本的な議論はさておき、精神病に前駆症状があろうことはその持続や消長の型はともあれ、その存在を疑う余地はない。しかし前駆状態は後方視的に振り返るからこそ確実に同定できるのであり、発症危険状態を前方視的にとらえるAPSの概念では、確実に精神病状態へ進展するとは限らない。

一方、発症早期、特に顕在発症後三～五年の治療臨界期における治療が長期予後に大きく影響することはもはや確固たるエビデンスである。すなわち統合失調症圏の疾患は、可能な限り早期からの集中的な治療が求められている。ＡＰＳは、統合失調症や躁うつ病、精神病状態を伴ううつ病に発展するほか、年余にわたりその状態が継続することも多い。その一方で四人に一人はほどなく寛解する。だからこそ、多くの可能性がある、初期のマネジメントが大事な症候群であり、患者の将来や疾患の予後などを包括的に考えて取り組む必要がある。

今後こうした状態の患者が、顕在発症を待たずに精神科専門医を受診することが期待されるが、一方でその状態が一見精神病症状としての重症度に乏しく、持続も短いことから、十分な治療計画のもとに支援されないことが懸念される。特にかかりつけ医などの精神科非専門医がその病理性に気づかないために、治療の開始が遅れることはきわめて悔やまれる。地域におけるかかりつけ医と精神科医の顔の見える連携を構築し、早期段階からの相談を可能にすることが重要になる。

同様のことは医療の外でも起こりうる。精神疾患の早期発見や予防は、精神科専門医によって成し遂げられるものではなく、むしろ学校、企業、保健所など地域のさまざまな機関がネットワークを形成して、不調を見落とさず適切な援助につなげられる機能を持つことが必要である。APSについては健常者が示すさまざまな精神症状との連続性に対しても十分な注意を払い、発症予防の努力が求められる。

前述したように、精神科における早期介入研究の先駆者の一人であるMcGorryは、早期介入の推進に際して臨床的にも魅力的な臨床病期分類概念の普及を提唱した（文献10）。また、第5章2の表6（二一〇頁）に、McGorryたちが提唱する（文献11、12）精神病ないし気分障害の臨床病期分類案を提示する。各段階での治療反応性の検討など詰めなければならない問題は多々あるものの、ロジカルな治療を導く有効な手段になるように思われる。

軽症化の時代における治療の遅れについて

わが国のDUPの値は医療先進国のそれとしては残念なものと言わざるを得ないことは、第四章を中心に本書においても繰り返し述べてきた。

最近一〇年ぶりに、二〇〇四年にわが国で初めて実施されたDUPの調査を行った精神科病院とその関連クリニックにおいて、同様の方法でDUPを再調査した。一九九九年から二〇〇一年にかけてのDUPの中央値は五・〇ヶ月で、大学病院では三・七五ヶ月、精神科病院では五・〇ヶ月であった。また、平均値は一三・七（標準偏差二〇・二）ヶ月であった（文献13）。

今般Suzukiらが約一〇年ぶりに同じ単科精神病院と、キャッチメントエリアが重なる系列の診療所で調査したところ、DUPの値は、単科精神科病院も、診療所においても、前記データに比べて有意な短縮は見られなかった（文献14）。専門家間では精神科領域における早期治療の重要性が認識されてきていること、都市部を中心に精神科診療所は非常に増加し、〝メンタルクリニック〟とか〝心療内科〟という呼称も手伝って受診しにくさは大幅に改善したにもかかわらず、DUPは短縮しておらず、残念な結果であった。

一方、筆者らは二〇一五年に、長年にわたり早期介入研究をともに進めてきた国内六大学の仲間とともに、DUPと発症様式との関連を検討した（文献15）。

DUPの長さには、さまざまな要因が関わる。中でも発症様式の違い、つまり一ヶ月以内に症状の極期を迎える急性発症（中央値一・一ヶ月）と、一ヶ月以上かかって極期を迎える遷延性発症（中央値九・〇ヶ月）では、DUPが大きく異なることが分かった。遷延性発症のタイプすなわち受診するほどに精神病症状がはっきりするのに時間がかかるタイプの発症様式では、DUPが有意に長く、治療の開始が遅れる上、認知機能や社会機能さらにQOL等の長期予後にも影響があるというデータである。急性発症の場合には、病前との差異が激しいため周囲も驚いて受診を強く勧めるであろうし、何より本人自身が不調を自覚しやすいのだろう、これに対して、じわじわと症状が現れる場合には、顕著な症状に乏しく変化に気づきにくいといえよう。

近年指摘されている統合失調症の軽症化は、若年者における緊張病型の減少や極期における症状の軽症化だけでなく、発症様式などの変化も影響し、精神病像の見え方を変化させている可能性を排除できない。そうした症例に対する気づきを高め、必要に応じた援助の形をつくり出していく必要があるだろう。

早期で軽症の統合失調症を診るには、出会う場の設定が大事であり、医療だけでなく教育、保健、福祉などさまざまな領域がより軽度のあるいは早期の精神疾患を地域で支援し、重症化させず、地域の中で包摂しながら社会機能を獲得するという成長まで見届ける姿勢が欠かせない。時に急性期の入院が必要になることにも備えた、スティグマの低い精神科病床を地域の中に用意することも重要である。そのためには、精神疾患の予防や早期支援をめぐる活動は、地域の中で面として広がる必要がある。

こうした願いは、わが国でも「精神障害にも対応した地域包括ケアシステム」（通称「にも包括」）の登場により、実現可能性が見えてきた。高齢、母子、自殺対策など地域が抱える課題の中で、精神領域で最も拾い上げていきたいのは、早期発見・早期治療の概念だろう。「にも包括」の推進、体制構築が急がれる。

文献

1 American Psychiatric Association. Diagnostic and statistical manual of mental disorders, 5th edition (DSM-5). American Psychiatric Publishing, Washington DC, 2013.（アメリカ精神医学会編、日本精神神経学会監修、高橋三郎ほか監訳『ＤＳＭ－５　精神疾患の診断・統計マニュアル』医学書院、二〇一四年）

2 Yung A, McGorry P, McFarlen C et al. Monitoring and care of young people at incipient risk of psychosis. Schizophr Bull 22, 283-303, 1996.

3 トーマス・マクグラシャン、バーバラ・ワルシュ、スコット・ウッズ著、水野雅文監訳、小林啓之訳『サイコーシス・リスク シンドローム――精神病の早期診断実践ハンドブック』医学書院、二〇一一年。(McGlashan TH, Walsh BC, Woods SW. The Psychosis-risk syndrome: handbook for dagnosis and follow-up. Oxford Univ Press, New York, 2010)

4 Yung AR, Woods SW, Ruhrmann S, Addington J, Schultze-Lutter F, Cornblatt BA, Amminger GP,

Bechdolf A, Birchwood M, Borgwardt S, Cannon TD, de Haan L, French P, Fusar-Poli P, Keshavan M, Klosterkötter J, Kwon JS, McGorry PD, McGuire P, Mizuno M, Morrison AP, Riecher-Rössler A, Salokangas RKR, Seidman LJ, Suzuki M, Valmaggia L, van der Gaag M, Wood SJ, McGlashan TH. Whither the attenuated psychosis syndrome? Schizophr Bull 38, 1130–1134, 2012.

5 Addington J, Cornblatt AB, Cadenhead KS et al. At clinical high risk for psychosis: outcome for nonconverters. Am J Psychiatry 168, 800–805, 2011.

6 Cannon TD, Cadenhead K, Cornblatt B, Woods SW, Addington J, Walker E, Seidman LJ, Perkins D, Tsuang M, McGlashan T, Heinssen R. Prediction of psychosis in youth at high clinical risk: a multisite longitudinal study in North America. Arch Gen Psychiatry 65, 28-37, 2008.

7 Katsura M, Ohmuro N, Obara C et al. A naturalistic longitudinal study of at-risk mental state with a 2.4 year follow-up at a specialized clinic setting in Japan. Schizophr Res 158, 32–38, 2014.

8 Katsura M, Tsujino N, Nishiyama S et al. Early intervention for ultra-high risk youth in Japan: clinical practice in three leading centres. Early Interv Psychiatry 8(suppl.1), 48, 2014.

9 辻野尚久、片桐直之、小林啓之、根本隆洋、水野雅文「早期精神病における精神科医の意識と治療判断について」、『精神医学』五二巻、一一五一－一一六〇頁、二〇一〇年。

10 水野雅文「精神疾患に対する早期介入」、『精神医学』五〇巻、二一七－二二七頁、二〇〇八年。

11 McGorry PD, Hickie IB, Yung AR et al. Clinical staging of psychiatric disorders: a heuristic framework for choosing earlier, safer and more effective interventions. Aust N Z J Psychiatry 40,

616–622, 2006.

12 ヘンリー・ジャクソン、パトリック・マクゴーリ編、水野雅文、鈴木道雄、岩田仲生監訳『早期精神病の診断と治療』医学書院、二〇一〇年。(Jackson H & McGorry PD eds. The recognition and management of early psychosis: a preventive approach, second edition. Cambridge University Press, Oxford, 2009)

13 Yamazawa R, Mizuno M, Nemoto T, Miura Y, Murakami M, Kashima H. Duration of untreated psychosis and pathways to psychiatric services in first–episode schizophrenia. Psychiatry Clin Neurosci 58, 76–81, 2004.

14 Suzuki K, Niimura H, Yamazawa R, Nemoto T, Murakami M, Mimura M, Mizuno M. Is it possible to implement community care based on mental health in Japan? A comparison between decade ago and present on Duration of Untreated Psychosis (DUP). Asian J Psychiatr 33, 88–92, 2018.

15 Ito S, Nemoto T, Tsujino N, Ohmuro N, Matsumoto K, Matsuoka H, Tanaka K, Nishiyama S, Suzuki M, Kinoshita H, Ozawa H, Fujita H, Shimodera S, Kishimoto T, Matsumoto K, Hasegawa T, Mizuno M. Differential impacts of duration of untreated psychosis (DUP) on cognitive function in first–episode schizophrenia according to mode of onset. Eur Psychiatry 30, 995–1001, 2015.

（二〇一五）

ルブリーカ

精神疾患の予防をめざして

　本年一一月一七日から一九日まで、新宿京王プラザホテルにおいて、当学会も共催する「第九回国際早期精神病学会―精神疾患の予防と早期治療に関する国際会議二〇一四」が開催される。今大会のメインテーマは"To the New Horizon"、特に双極性障害やうつ病などの気分障害や不安障害への早期介入も主要なテーマとなっている。この機会に是非多数の会員にご参加頂き、あらゆる精神疾患の早期治療の可能性と重要性を再確認していただければと願う。

　精神疾患に対する早期介入（early intervention）には二つの視点が存在する。第一は顕在発症してしまった〝初回エピソード〟症例において、治療開始の遅れDUP（Duration of Untreated Psychosis）を短縮するべきである、発症してしまったら早期発見・早期治療が重要という主張である。これに対する異論は耳にしない。早く治療した方が予後もよい、あるいは悪さ加減が少ない、と考えるのは一般医学の常識であり、エビデンスが少なくてもおそらく脳の病も同じと考えることは許容されるであろう。

そうであるならば、把握困難な精神疾患に向き合うほどに、より早く、もっと早く見つけて、進展を食い止めたい。それが真に発症を阻止しうるのであれば、顕在発症前から何らかの手立てはないのか。そうした臨床家の思いが、第二の視点を生み出している。適切な、何らかの指標を示す対象に対して適時に介入することが発症頓挫の可能性を効率よく高めると考え（indicated prevention）、閾値下においてさまざまな介入を試みるのがより積極的な早期介入の取り組みである。多様な精神症状を精神病状態の前駆症状の可能性として捉え、重度の精神疾患への進展を早期に食い止めることは、現状においてはまだ夢の物語である。病因さえも明らかでない段階で、予防を論じることには尚早との意見もあろうが、ここでいう予防とは〝一次予防〟ではない。徴候が現れた時点で、素早く予防的あるいは治療的に関与することで顕在化を防ぐことを目指す医療的アプローチはいわば一・五次予防である。

早期介入は、これまで統合失調症をモデルに臨床・研究が発展してきた。しかし、ＡＲＭＳ（At Risk Mental State：発症危険状態）あるいは〝前駆状態〟は精神病への進展が必ずしも運命づけられているわけではない。精神病状態に発展する可能性か、不安定な状態に長く留まるか、あるいは思春期の一過性の困難としていつの間にかやり過ごされてしまう〝偽陽性〟であるのか、ほかにもさまざまな経過を取りうるが、どのような状態に進展するかを個別に予測することは残念なことに現状では全く困難である。このような時点で、DSM－5がさまざまな議論の末にARMSの中心を占めるattenuated psychotic symptomsを統合失調症圏の新たな診断項目として採用しなかったことは、ARMSでの介入が単に統合失調症への進行予防を目指すものではなく、さまざまな状態への重症化を妨げる有効な手段であることを考えれば、むしろ幸いであった。

よく指摘される偽陽性に対する倫理的課題をクリアするうえでは、ごく初期のコモンな症状をみながらその先にある病勢を的確に見抜いていくための科学的根拠が必要である。患者自身が知りたいことは、この薬は他の薬よりも有効か否かという群間比較で得られる相対的な一般論ではない。この治療が自分のこの病気に効くのか効かないのか、自分にはいつどのような副作用がどのように生じうるのかを知りたいのだ。こうした真のニーズに応えるには精密な医学診断を可能にする正確な科学の眼が求められている。福澤諭吉は北里柴三郎に贈った『贈医』という七言絶句の中で、医師に期待するものは「離婁明視麻姑手」とし、医師たるものは自然の臣であるなどと言わず、優れた眼力と熟練の技を持って真理を解明すべしと迫っている。

早期精神病研究は個体の治療反応性や予後予測性への明視を切り開く。世界の早期介入は研究も実践も新たな地平に進み始めている。我々もまた遅れることなく、日本独特のきめ細かい臨床経験に基づいた知力を結集するべき時だと思う。

（二〇一四）

第6章　精神保健予防と学校教育

1 予防と回復

　精神疾患といえば、統合失調症や躁うつ病などのいわゆる精神病が代表であり、長期の入院や再発を繰り返し、治療には大量の薬物が用いられて、社会復帰は困難な印象が強かった。しかしこれは半世紀も昔の姿である。

　今日の心の病は、その症状も治療方法も劇的に変化してきている。昔のように興奮激しく、本人の意思にかかわらず受診に至り、そのまま強制入院するケースは著しく減少した。副作用の少ない薬が開発され、心療内科とかメンタルクリニックと呼ばれる精神科の診療所が増え、受診しやすい環境も整ってきている。

　しかしながら患者数は増大の一途であり、各学校にはスクールカウンセラーが配置され、職域ではストレスチェックが行われ、心の病の予防に対して、社会全体で積極的な取り組みも始まっている。発達障害のような比較的新しい概念が登場し、ひきこもりやいじめ、虐待や暴力、薬物依存、ゲームやギャンブルへの嗜癖などの現代的な健康課題も精神科医療の対象となっている。

一方、精神疾患に対する、あるいは精神障害を持つ人々に対する偏見や差別感（stigma：スティグマ）はいまだ根強い。心の病に罹る人は心が弱い人、自分がそんな病気になるなんてありえない、という心の動きや、未知の病気を持つ人に対する理由のない不安や恐怖の気持ちを、精神疾患について正しく知る機会が奪われてきた中で、一面的に非難することはできない。正しい知識を得て、自身も健康を保ち、他者の不調に対しても温かく支援できる受容的な社会をつくることが、地域の中で支えあう共生社会の実現につながる。メンタルヘルスリテラシーの普及啓発を阻むスティグマは、確かに社会の中側に漂う問題ではあるが、その源泉は個体の内にも存在している。

このため本人が病者になると、自己評価が下がり、受診行動を遅れさせ、自身の中に潜伏していた差別感に愕然とすることがある。アンチスティグマ・キャンペーンはスティグマを抱える社会に対峙するものとして位置づけられることが多い。スティグマの解消には、社会と個体の両者にメンタルヘルスリテラシーを適切に届かせることが重要になる。これには前述した学校現場での教育などが重要であり、初回の受診行動に対して躊躇を与えないようなサービスの確立や情報提供の努力が求められる。

早期発見を強調する真意は、軽症者の医療化では断じてない。特に学校保健教育の場において重要なことは、後述するように、現代において深刻なメンタルヘルスという健康課題を自分の問題として向き合い、地域社会において包摂できるリテラシーの拡大にある。

わが国の義務教育、あるいは高等学校教育では、メンタルヘルス関連の授業はこの四〇年間ほとんど行われてこなかった。好発年齢の児童生徒が精神病の存在さえ知らず、代表的な症状も理解していないのでは、知らないものに対する不安が高まるだけであろうし、DUPの短縮や早期の受診など望むべくもない。可能であれば、回復した当事者と交流する機会を持ち、精神疾患についてのより深い学びを得たい。ハイリスク者への臨床的介入だけでなく、予防精神保健とも呼ぶべきジャンルの発展が期待される。

カナダの精神科医で、上院議員としてメンタルヘルス教育の普及啓発に尽力しているStanley Kutcher は、精神保健教育の到達目標として、

一．自身のメンタルヘルスを良好な状態に保つための知識を備えること

二．精神疾患とその対処（治療）についての知識を持つこと
三．精神疾患に対する偏見がないこと
四．精神的不調時に援助を求められること

を挙げている。

わが国でも、学習指導要領が改訂されて、令和四年四月から高等学校の保健体育の授業で精神保健についての授業が行われることになり、その単元は、「精神疾患の予防と回復」とされた。高等学校の保健の授業では、がんや感染症など、さまざまな疾患が取り上げられる。しかし、保健の授業は易しい医学知識の伝達や、高校生に疾患各論の豆知識を与える場ではない。生涯にわたり必要となる、精神保健的な課題に気づき、情報を集めて解決し行動できる力を蓄える場であることを意識して、学習指導要領「精神疾患の予防と回復」の内容は議論された。子どもたちの将来は長く、新型コロナウィルスのような未曾有の疾病に出合うことがなおあり得る。精神疾患の回復可能性、社会包摂の重要性を明確に伝える必要がある。

振り返れば、公益財団法人日本学校保健会において平成二六年度から「現代的な健康課題対応委員会」が開催され、精神保健教育の意義や重要性についての検討が重ねられた。

この時、どのような経緯で筆者を委員に加えて頂いたのかは存じない。この会議に引き続いて、平成二七年度には「精神保健に関する指導参考資料作成委員会」が開催され、高等学校保健における精神保健授業の実施可能性について具体的な検討が進められていった。

平成二八年一二月の中央教育審議会答申「幼稚園、小学校、中学校、高等学校及び特別支援学校の学習指導要領等の改善及び必要な方策等について」において、「少子高齢化や疾病構造の変化による現代的な健康課題の解決に関わる内容や、(中略)、人々の健康を支える環境づくりに関する内容の充実を図る」との一文が盛り込まれ、精神保健教育の重要性、必要性が明確に言及された。いつの間にか「学習指導要領等の改善に係る検討に必要な専門的作業等協力者」会議のメンバーを務めることになった。保健領域の協力者はほとんどが保健教育の専門家であり、医師は小児科医と精神科医が各一名だけであったが、新たに取り上げられる精神保健については、多くの時間を割いて極めて熱心に議論された。精神保健や精神医療については、学校と地域、あるいは医療現場の連携はまだ不十分であり、教育現場や家庭を核とするメンタルヘルスをめぐる連携ネットワークを発展させる必要があると感じた。

平成三〇年夏、改訂された高等学校学習指導要領と同解説が告示された。日本学校保健会の委員会以来、森良一教授の受容的で明快な座の仕切りには学ぶところが多かった。さまざまな分野の委員が専門領域を超えて親しく意見を交わすことができた。

（書下ろし）

2 心の健康教育の必要性

精神疾患による病気休職者の増加は、読者にとってもすでに身近な問題だろう。全国で約八六〇〇人（平成二二年度）いる教員の病気休職者のうち、約六〇％は精神疾患によるもので、在職者の約〇・六％に相当するという。病気を理由とする離職者でも同じ割合を占めている。なおこの割合は年々増加中である。

社会全般でも、うつ病、統合失調症、不安障害などの精神疾患による通院者は増加の一途をたどり、平成一七年には、ついに三〇〇万人を突破した。この数字は、直近のデータ（平成二九年）によると四二〇万人とされ、糖尿病や高血圧などの生活習慣による疾患よりも増大している。この数値は患者調査に基づくものであるから、多数の未受診者は含まれていない。

　このため厚生労働省は、地域医療の基本方針となる医療計画に盛り込むべき疾患としての従来からの四疾病（がん、脳卒中、急性心筋梗塞、糖尿病）に、平成二六年から精神疾患を加えて五疾病とした。こうした状況からもわかるように、精神疾患は、ごくありふれた病気なのである。

　本稿では精神疾患の予防や早期発見・早期治療の重要性を念頭に、学校における心の健康教育の必要性について考えたい。

若者こそ罹患する病

　精神疾患の増加は、若者も例外ではない。むしろ若者こそ、精神疾患に罹患することは多い。思春期は心身ともに成人に向けて発達する時期で、生物学的にも極めて不安定な時期である。心の発達を支える脳神経系が大きく成長を遂げる時期でもあり、特に脳の重さに注目すると、身長の伸びが止まってからも脳は重くなり続け、二二—二三歳頃までは成長発達を続けている。以下に、若者を中心とした心の健康の現状に関するいくつかのエビ

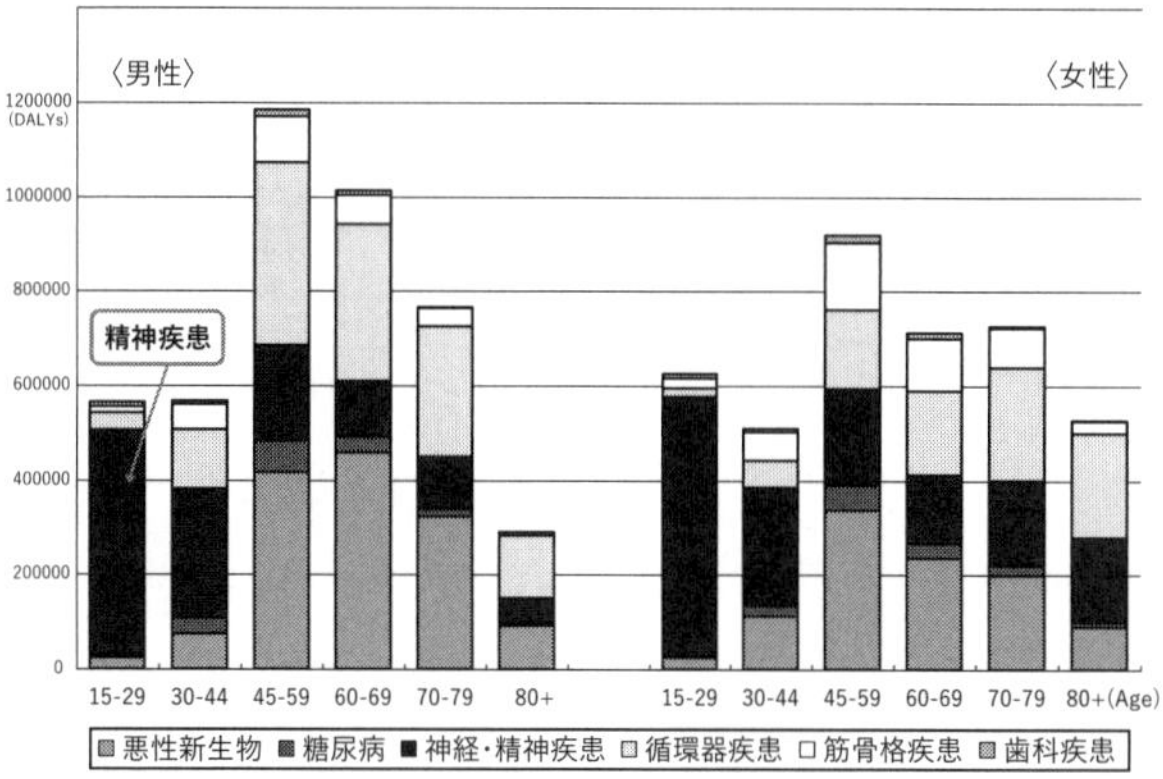

図８　性、年齢階級、主要疾患別で見たDALY値
（青山学院大学佐藤敏彦先生提供資料）

デンスを示す。思春期の心の病の代表であるうつ病、不安障害、双極性障害、統合失調症、強迫性障害、摂食障害などを思い浮かべながら読み進めて頂きたい。

（二）ＤＡＬＹ（障害調整生存年）

死亡年齢や障害度を加味した新しい健康指標として、ＤＡＬＹ（Disability-adjusted life year：障害調整生存年）がある。ＤＡＬＹは、健康ギャップ指数とも呼ばれ、死亡や病気による健康のロスを示すもので、性別、年齢階級別に示すことができる。図８のように、男女とも一五―四四歳のＤＡＬＹ値は、四五歳以降の各年代に比べて半分程度に抑えられている。これは学び盛り、働き盛りの一五―四四歳は、他の年代と比べて当然ながら健康のロスが少ないことによる。しかしその内訳を見ると、グラフの大部分が精神疾患で占められていることがわかる。なおこのグラフは筆者の医学部時代の同級生である、青山学院大学佐藤俊彦教授のご厚意で使わせていただいている。

（二）発症年齢

躁うつ病や統合失調症といった代表的な、ともすると重篤化しやすい精神疾患の好発年齢は、一五―三〇歳くらいまでとされている。また、生涯のうちに一度は精神疾患に罹る人の割合は、およそ四―五人に一人とする研究報告が多い。このうち七五％の人は、二五歳未満で発病しているという報告もある。

（三）DUP（精神病未治療期間）

躁うつ病や統合失調症などに若年で罹患する人は、それらの症状が始まっているにもかかわらず、専門家である精神科医を受診しない傾向にある。治療開始の遅れにはいろいろな要因が絡むが、DUPは、総体的には精神病に対する理解や偏見などを示す公衆衛生的な指標ともみなせる。わが国のDUPは前述したように、全データを小さい順に並べてちょうど真ん中に当たる中央値で見ると五―六ヶ月、全データの平均値で見ると一七―一八ヶ月にも及ぶ。中央値に比べて平均値がこれほど長いのは、平均値以上の期間、受診しない人が多数存在することを示している（文献1）。生涯にわたり不利益をもたらす精神疾患に罹りながら、なぜ、長い間、専門家を受診しないのだろうか。他の疾患と同様に精神疾患でも早期発見、早期治療が大事であり、予後の改善にとって非常に重要であることは多くの研究が示しており、疑う余地がない。

（四）自殺・死因

一〇代の若者の死因を見ると、事故による不慮の死が多いことは世界共通である。表8には先進国の死因順位で、日本と韓国では例外的に一位が自殺になっている。一五―三四歳までの若者の死因一位が自殺である国は、この二カ国以外例を見ない。ちなみに表9は、日本の年齢階級別の死因順位で、若い世代では、自殺が一位であることがわかる。

わが国では、思春期における自殺企図の臨床研究は少ないが、渡辺由香ら（文献2）のまとめによれば、自殺を図った八割以上の例で、何らかの精神疾患を認めたとされる。さらに詳しく見ると、気分障害と適応障害を合わせると四―九割にも達していた。次いで統合失調症などは一―二割であった。具体的に数値を見ると阪中順子の報告（文献3）にあるように、この二〇年間で中学高校生の自殺者数は毎年三〇〇名程度であるが、少子化によりその数は減少しており、その割合は増加中といえる。さらに自殺関連行動である自傷行為

表８　先進国の15-34歳における死因

	日本 2014	フランス 2013	ドイツ 2014	カナダ 2012	アメリカ 2014	イギリス 2013	イタリア 2012	韓国 2013
1位	自殺	事故	事故	事故	事故	事故	事故	自殺
2位	事故	自殺	自殺	自殺	自殺	自殺	悪性新生物	事故
3位	悪性新生物	悪性新生物	悪性新生物	悪性新生物	殺人	悪性新生物	自殺	悪性新生物

表９　日本の年齢階級別死因（平成28年）

年齢階級	第１位	第２位	第３位
	死　因	死　因	死　因
10～14歳	悪性新生物	自殺	不慮の事故
15～19歳	自殺	不慮の事故	悪性新生物
20～24歳	自殺	不慮の事故	悪性新生物
25～29歳	自殺	悪性新生物	不慮の事故
30～34歳	自殺	悪性新生物	不慮の事故
35～39歳	自殺	悪性新生物	心疾患
40～44歳	悪性新生物	自殺	心疾患
45～49歳	悪性新生物	自殺	心疾患
50～54歳	悪性新生物	心疾患	自殺
55～59歳	悪性新生物	心疾患	脳血管疾患
60～64歳	悪性新生物	心疾患	脳血管疾患

15歳から39歳までの日本人の死因の第１位は自殺である。

（表８、表９とも自殺対策白書　平成30年度版）

https://www.mhlw.go.jp/content/h30h-1-3.pdf

の繰り返しや不適応、不登校などの生徒が死を考えることなどは、もはや特殊なケースとして位置付けることはできない。

（五）ＷＨＯ（世界保健機構）レポート

心の健康（精神保健）についての関心が必ずしも十分でないことは、実は日本だけの問題ではない。世界保健機構（ＷＨＯ）が行った調査では、前述のＤＡＬＹの原因疾患上位一〇件のうち、六つを精神疾患関連（うつ病、アルコール関連障害、自傷、統合失調症、双極性気分障害、暴力）が占めていた。これを受けて二〇〇一年に刊行されたＷＨＯ健康レポートは「これまで長い間無視されてきたが、精神保健は人と社会、国の保健にとって不可欠なものであり、大幅に見直さねばならない」と述べている。学校や職域などにおける、心の健康教育や対策は世界的に見直すべき課題である。

今日までの学校教育

学校教育の中で精神疾患がどのように扱われてきたかをたどる興味深い研究がある。中根允文（文献４）は、一九五〇―二〇〇二年に出版された高校の保健分野教科書、中学については一九五〇―一九九二年分について、精神障害に関わる記述を取集した。研究の中では、「精神障害」に関する構成要素の教科書中での発現頻度を分析しているが、そのプロセスを通じて、おおよそ次のような傾向をまとめている。

高等学校保健体育科教科書において、「統合失調症」に係る記載は一九八一年以降、ぴったりと無くなっている。戦後から一九八〇年に入る直前までは、精神障害について、「理解しがたい言動をみる怖い病であり、子孫や社会に多大な負担を与える恐れのある優生手術対象の遺伝性疾患だ」と記載され、その後しばらくは「偏見無く対応すべき疾患である」との記載がみられ始めた。しかし、一九八〇年後半からは精神疾患の呼称がほとんど記載されなくなり、やがて、総体的な記載さえ消失したという。

現実に、二〇一一（平成二三）年改訂の学習指導要領を見ても、高等学校保健体育（保健）においては、（1）「現代社会と健康」において、「精神の健康」が挙げられ、細目として「人間の欲求と適応機制には、さまざまな種類があること。精神と身体には、密接な関連があること。また、精神の健康を保持増進するには、欲求やストレスに適切に対処するとともに、自己実現を図るよう努力していくことが重要であること」とされている。相当する学習指導要領解説においては「精神の健康」は、（ア）欲求と適応機制において

「精神機能は、主として大脳によって統一的・調和的に営まれていることを理解できるようにする。(中略) なお、大脳の機能、神経系及び内分泌系の機能については、必要に応じて扱う程度とする」とされている。(イ) 心身の相関についてでは「人間の精神と身体は密接な関連をもっていることを、身体的変化が精神に及ぼす影響と精神的変化が身体に及ぼす影響との両面から理解できるようにする。また、この心身の相関には、主として自律神経系及び内分泌系の多くの器官がかかわっていることを理解できるようにする」と示されている。続いて、(ウ) ストレスへの対処、(エ) 自己実現が示されている。従って、代表的な精神疾患の呼称や症状、治療方法などには触れられていない。

疾病教育の意義

それでは学校教育の中で、精神疾患の具体的な呼称や症状について教育することに、どのような意義があるのだろうか。これまで見てきたように、発生した事象に対してはさまざまな対策がなされているが、高校生をはじめとする現代の若者の間で、精神疾患に関する知識は乏しく、精神保健の増進や疾患の予防という先制的な視点での指導、教育は不足していると言わざるを得ない。触れられないこと、教わらないこと、知識が不十分であることは、対象に対して時に不安や恐怖心を呼び覚ますことがある。そうした心の動きが偏見（スティグマ）につながる恐れもある。学校において、精神疾患の知識教育における大きな目的としては、自らの健康を管理し改善していく資質や能力の育成に不可欠な知識を身につけることに加えて、公教育を通じた正しい知識教育によって、精神疾患の理解を広げることがある。それが差別・偏見の解消に不可欠であることも挙げておきたい。また、何より、個人の健康に関わる重要な問題についての知識を得る機会は、せめて公平にあるべきだろう。

日本学術会議・精神医学研究連絡委員会は「心のバリアフリーを目指して―精神疾患・精神障害の正しい知識の普及のために」において、六項目からなる提言を示している。第一項目の「精神疾患・障害が誰でもかかりうるものであることの認識の普及」に続き、第二項目では、「学校教育での精神疾患・障害に関する正しい知識の普及・啓発」をあげている。それによれば、「精神疾患・障害者の理解には患者及び障害者に身近に接することが第一であることは多くの事実から明瞭である。かかる観点から、誤解や偏見が比較的少ない生徒・学生の時代から精神疾患患者や障害者に接する機会をもつことは、接し方の態度の修得を可能とし、誤解や偏見の防止に極めて有用であると思われる。また、教科書などにも採用し、授業の中でも積極的にそれらをとりあげることが重要である」としている（文献5）。

二〇一六年四月から施行される障害者差別禁止法には、差別禁止の具体な内容も示され、そこで示されるように、障害を理由とする差別の禁止と合理的な配慮を行う義務が定められている。同法の第四章第一五条に、「国および地方公共団体は、障害を理由とする差別の解消について国民の関心と理解を深めるとともに、特に、障害を理由とする差別の解消を妨げている諸要因の解消を図るため、必要な啓発活動を行うものとする」とある。

さらに二〇一八年四月からは障害者雇用促進法の改正に伴い、精神障害者の雇用が義務化される。そうなれば、精神疾患の症状や障害に伴う生活上の困難などについて、国民一人ひとりが基本的な知識を持っている必要がある。特に精神障害は、さらなる回復の可能性と再発の可能性という疾病としての側面を併せ持つ障害であり、身体障害や知的障害とは異なる〝疾病性〟に対する理解も必要である。

教育内容と期待される成果

以上述べてきたように、特に若者が精神疾患に関する正しい知識を得ることは、喫緊の課題であり、それによりさまざまな成果が期待されている。例えば、正しい知識を得ることによって、本人の受診行動の改善だけでなく、その前段階としてのストレスマネジメントや予防的な対処が身につくだろう。また、自分のことだけでなく、家庭においては家族としての関わり方が理解できるようになり、就労場面においては精神疾患から職場復帰する人への適切な対応が可能となり、社会全般で見れば障害者差別の低減などにもつながっていくはずである。

まず、自らの症状に気づき、援助を求められるようになること、さらに周囲の人の症状、苦痛に気付き、差別感なく、適切なアドバイスをできるようになるには、健康問題としての科学的かつ今日的な教育内容が求められる。具体的には、現行の教科書における他の身体疾患に関する知識水準と同様なものが教示されるのが望ましいと思う。

参考までに記すと、大修館の教科書「最新高等保健体育」では、「感染症とその予防」

「性感染症・エイズとその予防」においては、原因、病名、病原体、感染経路、主要症状、潜伏期間、個人および社会がなすべき予防方法が説明されている。これらに倣えば、精神疾患についても、代表的な疾患名、症状、治療、回復可能性、受診や相談窓口等についての解説が期待されよう。

現代社会に生きる若者の健康的な将来を考えれば、心の健康問題について、誰もがこれまで以上に正確で必要な知識を身につけることが望まれる。わが国の精神科医の最大組織である公益社団法人日本精神神経学会からも、文部科学省宛にさらなる精神保健教育の充実をもとめる要望書が提出されており、実際に各地において精神科医が学校医として関わったり、保健の特別授業案作成の相談にのったりするなど、さまざまな形での関わりが取り組まれている。

今後、地域、家庭、職域における心の健康に対する理解が一層進むことが期待されるところではあるが、その第一歩は、次世代を担い、ほかならぬ当事者である若者に対する教育からだと思われる。

（二〇一五）

文献

1　水野雅文（研究代表者）「統合失調症の未治療期間とその予後に関する疫学的研究――平成20年度―22年度総合研究報告書（厚生労働省科学研究費補助金障害者対策統合研究事業）」、東邦大学医学部精神神経医学講座、二〇一一年。

2　渡辺由香、尾崎仁「未遂者の横断調査による知見」、科学的根拠に基づく自殺予防総合対策推進コンソーシアム準備会　若年者の自殺対策のあり方に関するワーキンググループ編集「若年者の自殺対策のあり方に関する報告書」二七―三六頁（第1章総論的な危険因子・保護因子―2．国内外のエビデンス―第2項）、国立精神・神経医療研究センター精神保健研究所　自殺予防総合対策センター、二〇一五年。

3　阪中順子「学校における自殺予防教育の実践からみえてきたもの」、『精神医学』五七巻、五三九―五四五頁、二〇一五年。

4　中根允文「中学・高校教科書の中の精神疾患」、『日本社会精神医学会雑誌』二四巻、二六五―二七三頁、二〇一五年。

5　日本学術会議・精神医学研究連絡委員会「〈精神医学研究連絡会報告〉こころのバリアフリーを目指して――精神疾患・精神障害の正しい知識の普及のために」（代表責任者・高橋清久、鹿島晴雄／幹事・中根允文）、二〇〇五年。

3 学校教育とメンタルヘルスリテラシー
―Universal Prevention の幕開け―

平成三〇年（二〇一八年）七月に、約一〇年ぶりに高等学校の学習指導要領が改訂され、保健体育の教科の中に、新たに「精神疾患の予防と回復」の単元が盛り込まれた（文献6）。

この新しい学習指導要領をもとに教科書が執筆され、本格的に授業が開始されるのは令和四年（二〇二二年）四月となる。精神保健が教育カリキュラムの中で取り扱われるのは約四〇年ぶりになる。

高等学校という公教育の場において、精神保健を等しく学習する機会が求められた背景には、少子高齢化や疾病構造の変化による現代的な健康課題として、精神保健に注目が集まってきたことがあげられる。特に、精神疾患の多くが思春期や青年期前期までの若年においで発症すること、わが国においては若年者の自殺がいまだ減少しないことやその背景に精神保健のさまざまな課題の存在がうかがわれることなどの指摘がなされた。学習者本人の健康課題としてだけでなく、社会生活における健康の意義や社会の課題としての精神保健を考えるとき、差別や偏見の解消に向けた社会づくりにおける意義は大きい。

本稿では現代的学習課題としてのメンタルヘルスリテラシーと精神保健予防のあり方とともに、今後の期待について考えたい。

新しい学習指導要領の内容

今般改訂された学習指導要領では、高等学校保健の教育目標は、「保健の見方・考え方を働かせ、合理的、計画的な解決に向けた学習過程を通して、生涯を通じて人々が自らの健康や環境を適切に管理し、改善していくための資質・能力を次のとおり育成する」とされている。そして、

（一）個人及び社会生活における健康・安全について理解を深めるとともに、技能を身

に付けるようにする。

（二）健康についての自他や社会の課題を発見し、合理的、計画的な解決に向けて思考し判断するとともに、目的や状況に応じて他者に伝える力を養う。

（三）生涯を通じて自他の健康の保持増進やそれを支える環境づくりを目指し、明るく豊かで活力ある生活を営む態度を養う。

とある。

これを精神保健に当てはめれば、精神疾患の各論的な疾病教育が最終目標ではないと理解できる。新たな精神保健の単元は現代的学習課題として認識され位置づけられる中、「精神疾患の予防と回復」と題されている。その含意するところは、疾患についての知識を得て早期受診への理解を増すことにとどまるものではなく、回復可能性についても十分に理解し、精神疾患に向き合う人々への配慮や社会の受け止め方についても、自ら考え行動する力をつけることが期待されている。

内容のポイント

一方、「学習指導要領解説」において、うつ病、統合失調症、不安症、摂食障害の四疾患が具体的な疾病名を示して取り上げられたことの意義はやはり大きい。「誰もがり患しうること、若年で発症する疾患が多いこと、適切な対処により回復し生活の質の向上が可能であることなどを理解できるようにする」と続いている。

学校教育のカリキュラムにもとづく授業時間には制限がある。学習指導要領の改訂を前にすると、さまざまな分野の専門家集団、メディアほか各種団体から、時には声高に新たな教育内容が提案される。新たな単元が認められれば、その分、他の単元が圧縮または削除されなければならない。今般の保健体育の改訂においては、これまで高等学校で扱ってきたストレス対処に関する内容を中学校保健が引き取り、「心身の機能の発達と心の健康について、課題を発見し、その解決に向けて思考し判断するとともに、それらを表現すること」と、これまでの中学校保健の内容より進んだ学習内容が盛り込まれた。その空いたスペースに、高等学校では、「精神疾患の予防と回復には、運動、食事、休養および睡眠の調和のとれた生活を実践するとともに、心身の不調に気付く事が重要であること。また、疾病の早期発見及び社会的な対策が必要であること」が入り込んだことになる。授業時間にして三ないし四校時が割かれるであろう。

こころの健康問題や精神疾患について、若いうちから自分の問題として知ることは大変好ましいことであると、多くの精神科医は感じている。筆者も、DUPの短縮を目指すには、まずは各人が病的症状について知ることが早期に気づくことへの一歩であり、必要な教育であると考えている。さらに理解したことを行動化するうえでは、心身の不調時における精神活動の変化が、「通常時より強く」「持続的に生じること」が大切なポイントであり、その場合には周囲の信頼できる大人に相談したり、出来るだけ早期に専門家に援助を求める、いわゆるヘルプシーキング（援助希求行動）を起こせることが重要である。加えて、自身の場合のみならず、友人のトラブル発生時にも支援できるノウハウを身につけることも大事になってくる。

Kessler（文献3）によれば、精神疾患と好発年齢に関して、精神疾患全般を見るとうつ病、統合失調症、不安症、摂食障害などは、実は一〇代から三〇歳ぐらいの間で起こってくると指摘されている。また日本人の生涯罹患率は先進国中では低いとはいえ、大規模なデータによればおよそ五人に一人は生涯に一度は精神疾患を体験するとされている。

メンタルヘルスリテラシーを、時代のニーズに合わせつつ、迅速に広範に広げていくことが求められている。世界保健機関（ＷＨＯ）では学校を基盤に、全児童生徒、教職員、さらには保護者、地域全体での精神保健の知識・意識の向上を推奨している。実際、特に英語圏においては、学校の保健授業の中で精神保健を教えるということがかなり以前から継続的になされている。特徴的なことを挙げれば、例えばイギリスでは、一一歳までに感情コントロールや人間関係の構築、いじめやストレスへの対処などについて、一一歳以降では、精神疾患についての適切な知識の提供、スティグマの改善、ヘルプシーキング（援助希求行動）の促進、などが教えられている。またカナダでも、精神保健・精神疾患についての教育教材が大変に充実しており、保健教育がカリキュラムの中に明確に位置づいている。さらに、オーストラリアにおいても活発な取り組みがなされており、国の保健省が主導してメンタルヘルスの学校教育と教育人材育成にBe Youというプロジェクトが遂行されている。香港やシンガポールにおいても無料電話相談室などを設置して、街中の電光掲示板で若者に向けて情報発信しており、早期の受診を促している。

Indicated Prevention（指標的予防）から Universal Prevention（全般的予防）へ

予防精神医学の領域でしばしば紹介される Mrazek らの予防モデル（文献7）を改めてみてみると、精神保健領域の予防モデルにおいては、よく使われる一次予防、二次予防という概念ではなく、介入戦略により universal / selective / indicated と分類されている。Universal Prevention（全般的予防）とは一般人口を対象としたものであり個人の持つリスクに特定されないものである。例えばシートベルトの使用、予防接種、受動喫煙防止などが相当する。公教育におけるリテラシー教育などもこれにあたる。Selective Prevention（選択的予防）とは平均以上の確立で特定の疾患に罹患するリスクを持つ集団に適するもので、例えば、黄熱病の流行地帯を旅行する人に対する予防接種や、乳がんの家族歴のある女性に対する乳房レントゲン検査などである。これらの対象には自覚症状は必ずしも伴わない。精神疾患の場合には、精神障害をもつ親の子どもたちに対する、さまざまな支援などが相当する。

これまで精神科領域の早期介入は、わが国においても、統合失調症をモデルとして発展してきた。この中で、何らかの症状あるいは兆候をすでに示しているUHR状態に対する早期介入戦略は、Indicated Prevention（指標的予防）とされ、微弱な症状の出現などを指標に顕在発症を阻止するための主要な介入戦略であった。その結果、ARMSと診断された症例を無介入で観察すると約一年で四〇％が統合失調症を発症する中で、心理社会的介入により一〇―一五％程度に低下させることができている。しかし、これには顕在発症への移行の低下というより、発症を遅延させているに過ぎないという見解もある。これでは地域における精神保健上の予防的介入として十分なものではない。

また指標的介入を用いた早期介入は一部の専門施設において盛んに実施されたものの、面としての地域における発展は乏しかった。さらに最近では、専門施設で早期介入される症例数よりも、見過ごされてのちに顕在発症する症例数の方が遥かに多い現実をどのように引き受けていくのかも問題視されている（文献2）。当該分野の国際的な専門学会であるInternational Early Psychosis Association（IEPA）においては、早期介入の社会実装においては統合失調症のみならず、より広い対象に対しての早期介入の有用性を訴える必要があるとの議論がなされた（文献1）。これを受けて同会は自らの組織名を二〇一四年の東京大会後にIEPA Early Intervention in Mental Healthと改称し、広く精神疾患全般に対する早期介入の推進を新たな組織目標とした。別の言い方をすれば、医療機関などを受診したMcGorryの臨床病期分類でいうところの1b期に相当するUHRあるいはARMS症例に対する介入は、地域における精神保健上の予防的介入として十分なものではない。0期から1期の健常者に対する予防的働きかけこそ、広く学校や地域において取り組まれるべきであり、特に公教育などでのリテラシー教育などUniversal Prevention（全般的予防）介入によるものが重要であると繰り返し指摘されている（文献5）。今回の学習指導要領改訂が、わが国における精神保健予防戦略がUniversal Preventionへとパラダイムシフトする契機となることが期待される。

学校保健における課題

日本の学校現場は地域社会からは隔絶されているところが多く、地域の公立校でさえも、周辺の保健所や診療所、特に精神科病院やクリニックなどの精神保健医療資源との接触は乏しいところが多い。学校現場の中において、どのように精神科医療とつながっていくのか、あるいは精神保健へアプローチしていくのかは依然大きな課題である。文部科学省や日本医師会は、学校と地域の「連携」の重要性について繰り返し言及し、関連する資料も刊行されている。しかし地域社会の現場では、連携の前にまずは父母の理解が先立ち、時にはその無理解によりモンスター化した父母に教員がてこずる場面も多い。さらに実際には、どこに社会資源があり、どこに行けば精神科のサポートが得られるのかといった個別の情報は、学校の中にはなかなか届かない、という状況がある。

こうした課題を改善するために、日本医療研究開発機構（AMED）による「児童・思春期における心の健康発達・成長支援に関する研究（研究開発代表者、水野雅文）」では、教育現場、医療機関（保健所、保健センター、精神保健センター、診療所など）を会議システムを利用してネット上で繋ぎ、通信画面上にさまざまな専門知識やQ&A、地域の精神保健に関する諸情報を用意して、学校及び地域をそれぞれに連携を深めるサイトの構築が行われた（文献4）。

このサイト「心の健康教室サニタ」には、アニメーションを用いた疾患の解説、当事者のインタビュー、保健体育における精神保健授業風景並びに生徒のインタビュー等も紹介されている。疾患に関するアニメーションは日本語を解さない子どもたちのために、英語、中国語（簡体、繁体）、朝鮮語に加えてポルトガル語字幕版があり、無料でダウンロードして授業で使用することができる。移民は精神保健上のハイリスクな集団であり、少しでも機会をとらえてメンタルヘルスリテラシーを向上して欲しいものである。

ＷＨＯも定義するように、健康とは、単に疾患にかかっていない状態を指すのではなく、心身ともに、さらにスピリチュアルにも社会的にも安寧な状態であるといわれるように、多面的で豊かな人間的生活を保障する基盤となるものである。心の健康増進ということでいえば、早期発見や早期介入による疾病予防にとどまらず、さらに運動、食事、休養、睡眠で保たれるような病気でないだけの状態でなく、各人が自らの人生の目的に向けて前向きな日々を送れるような心のあり方も教示されることが望ましい。

困難な命題ではあるものの、脳の時代、心の時代といわれる今日に生きるものとして、次世代への発展的継承を目指して考え続けなければならない課題だろう。

文献

1 Csillag C, Nordentoft M, Mizuno M et al. Early intervention services in psychosis: from evidence to wide implementation. Early Interv Psychiatry 10, 540–546, 2016.

2 Fusar-Poli P, Rutigliano G, Stahl D et al. Development and validation of a clinically based risk calculator for the transdiagnostic prediction of psychosis. JAMA Psychiatry 74, 493–500, 2017.

3 Kessler RC, Berglund P, Demler O et al. Lifetime prevalence and age-of-onset distributions of DSM-IV disorders in the National Comorbidity Survey Replication. Arch Gen Psychiatry 62, 593–602, 2005.

4 日本医療研究開発機構（ＡＭＥＤ）障害者対策総合委託事業「児童・思春期における心の健康発達・成長支援に関する研究」班（研究開発代表者・水野雅文）「こころの健康教室サニタ」ウェブサイト https://sanita-mentale.jp/（二〇二〇年一一月三〇日確認済）

5 水野雅文「精神疾患に対する早期介入」、『精神医学』五〇巻、二一七―二二五頁、二〇〇八年。

6 文部科学省「高等学校学習指導要領（平成30年告示）解説　保健体育編　体育編」、東山書房、京都、二〇一九年。

7 Mrazek PJ & Haggerty RJ eds. Reducing risk for mental disorders: frontiers for preventive intervention research. National Academic Press, Washington DC, 1994.

（二〇二〇）

ルブリーカ

高等学校学習指導要領改訂と精神保健教育

二〇二二（令和四）年四月から約一〇年ぶりに高校の学習指導要領が改訂される。

学習指導要領は、全国どこの学校で教育を受けても一定の教育水準を確保するために、各教科などの目標や内容などを文部科学省が定めているものであり、教科書や指導内容のもととなる。改訂は周知や教科書の執筆、検定、授業の準備期間をもふまえて、時間的な余裕をもって告示される。

今回の改訂では、保健体育の「現代社会と健康」に新たに「精神疾患の予防と回復」の項目が盛り込まれることになった。原案が提示された段階で、当学会をはじめ精神科関係学会等から多数のパブリックコメントが寄せられた。いずれも肯定的な内容がほとんどを占め、検討会の原案に修正なく告示に至った。それによれば、指導要領本文には「精神疾患の予防と回復には、運動、食事、休養及び睡眠の調和のとれた生活を実践するとともに、心身の不調に気付くことが重要であること。また、疾病の早期発見及び社会的な対策が必要であること」と記されている。

一九八〇年以降、中学・高校の保健の教科書には、精神疾患名を挙げての精神保健に関する記載が一切なくなっていた。今回の改訂により教科書内に精神疾患名ならびにその症状や対処が記載されることは、実に四〇年ぶりになる。公教育を通じてほとんどの子どもたちが精神保健を学習することは意義深い。

これにより高校一年生は保健教育を通して、生涯の健康維持に欠かせない知識として、四時間程度の精神保健に関する授業を受けることになる。学習指導要領の文言を解説詳記したものが学習指導要領解説である。執筆時点で公表されている同解説(1)は、一．精神疾患の特徴と二．精神疾患への対処として記載されている。この中では、うつ病、統合失調症、不安症、摂食障害の四疾患については具体名を挙げて理解されるように指導することが求められている。

ところで、世界保健機関（ＷＨＯ）によれば、生涯のうち四人に一人は何らかの精神疾患に罹患するにも関わらず、三人に二人は受診の機会を失しているという。この数値に照らすと、平成二六年患者調査の精神疾患による受診者数三九二万人というわが国の患者数はまだ明らかに低めの数値である。日本のような医療先進国にあっても、精神疾患に罹患しながら実際にはかかりつけ医すら受診していない人が多数存在することになる。回復可能性に関するエビデンスが蓄積される中、実に惜しまれる状況にあると言わざるを得ない。

精神疾患はごくありふれた病気でありながら、その発症のピークは一〇代後半から二〇代にあることは、一般には意外に知られていない。身体の疾患と同じく、早期発見・早期治療が大事であり、一人ひとりが基本的な正しい知識（疾患名、症状、治療方法、回復可能性、受診や相談窓口など）をもつこと、誰でもかかる可能性があるという認識をもつこと、罹患した可能性に気づき、正しい対応（相談したり援助を求める等）をとれることが、その後の回復にとって非常に重要であるという精神科医にとってあまりにも基本的な情報が、現状では多くの国民には共有されていない。このため医療先進国であるにもかかわらず、社会生活上も不利益を受けるかもしれない精神疾患にかかりながらも、DUPは長いという現状がある。

学習指導要領解説では、心身の不調の早期発見と治療や支援の早期の開始によって回復可能性が高まることを理解できるようにすることに加えて、人々が精神疾患について正しく理解するとともに、専門家への相談や早期の治療などを受けやすい社会環境を整えることが重要であること、偏見や差別の対象ではないことなどを理解できるようにすることも求められている。

専門家集団として、精神科医とはどのような職業で、どのような社会貢献ができるかを、これまでより大きな声で伝えていく責任が増したように思う。

（二〇一八）

注

（1）文部科学省「高等学校学習指導要領（平成30年告示）解説 保健体育編 体育編」、二〇一八年。https://www.mext.go.jp/content/1407073_07_1_2.pdf（二〇二〇年九月二〇日確認済）

あとがき

もうじき六〇年になる人生の中で、三六年間精神科医をしてきた。そうありたいと願い、そうして来られたのだから、幸せな時間だった。

中学から慶應義塾で学び、福澤諭吉先生の独立自尊の教えを、ゆくてを照らす指針として育った。そのまま疑いも持たず、イタリアで過ごした短い時間を除いて、ずっと私立の大学病院と精神科病院に勤めてきた。いずれも素晴らしい病院ばかりで、口やかましく収益を求められることもなく、存分に診療して、臨床研究を行い、自由な立場で発表し、執筆することができた。

これらを当たり前のこととして過ぎ去った時間であったが、恵まれた環境に学び働かせていただいたことに、心から感謝するべきだという念が、年を追って強くなってきている。導いて下さった恩師や先輩、同僚や後輩などの仲間たち一人ひとりに、心からの感謝を伝えたい。

この間精神科医の端くれとして、自分が何を考えどのように表明してきたのか、纏めるには少し早い気もするが、来し方を振り返りつつこの先の針路を定めるべき齢には、残念なことに十分に達してしまった。

これまでの著作の中で、日本語で書いたもの、したがって総説が多くなるが、自分の興味や関心にしっくりきた原稿を整理して、纏めてみることにした。

「劣位半球損傷後の行動変容の研究」というテーマを恩師である鹿島晴雄先生に頂き、博士論文を仕上げるまでの間は、神経心理研究室で前頭葉損傷をはじめとする器質損傷、今日で言えば高次脳機能障害の診察を中心とした日々を過ごすことができた。村上雅昭先生、加藤元一郎先生、佐久間啓先生、三村將先生はじめ多くの先輩のご指導を頂き、統合失調症の治療研究に向かえる素地をつくっていただいた。その間、加藤雄司先生、冨永格先生から神経病理学の手ほどきを頂き、原常勝先生や岳父龍倫之助の臨床脳波の研究会やSOMAの会で、脳からみた心、すなわち精神機能という視点を、精神科医としての思考の軸に据えることができた。こうした時間があったからこそ、次のページへ進むことができたのだと思う。

イタリア留学から帰国する日のイアン・ファルーン先生との出会いと、精神神経誌に投稿した留学報告書のような資料論文の草稿を読まれた時の鹿島先生のお勧めが転換点となり、気が付いたら、社会精神医学と呼ばれる領域での論文や活動が増えていた。本書に収めた著作は、その時期以降のものである。

みなとネット21、ささがわプロジェクト、イルボスコという社会実装研究は、学問と呼ぶには柔らかく、賑やかな日常臨床からの抽出液だから、読み手に合わせて形が変わる。こうしたアカデミアからの社会精神医学的実践知の発信は、根本隆洋先生はじめ東邦大学精神科の若い世代が、ＭＥＩＳＩＳやＳＯＤＡで継承発展させてくれている。もうしばらくの間、彼らとの協働を楽しみながら、「特例」などと言われない精神科医療の形を探していきたい。

本書を、就労継続支援Ａ型事業所として精神障碍を乗り越える活動をするラグーナ出版から刊行できることに、ほかならぬ歓びを感じている。創設者の森越まや先生、川畑善博社長はじめ、社員のみなさんの地道な努力と確かな仕事に、心からの敬意を伝えたい。

妻と、二人の娘たちとそれぞれの家族に、日ごろからの感謝を記して筆を擱く。

二〇二〇年晩秋

水野雅文

初出一覧

※各節末に初出の刊行年（今回初出は、書下ろし）を記した。
※初出発表時に記されていた「分裂病」「精神分裂病」などは、基本的に「統合失調症」に改めた。ただし、すでに公刊されている書名、論文名についてはそのままにした。
※本書収録にあたり、かなり手を加え、書下ろしを入れた。

第1章1　書下ろし
　2　書下ろし
　3　水野雅文、村上雅昭「統合型地域精神科治療プログラム（ＯＴＰ）とみなとネット21の試み」、『Schizophrenia Frontier』五巻、九九―一〇四頁、二〇〇四年。
ルブリーカ　水野雅文「森田療法　温故知新」、『日本森田療法学会雑誌』二八巻、一―四頁、二〇一七年。

第2章1〜3　書下ろし
ルブリーカ　水野雅文「〈疾風後曙日〉追悼　Ian R.H. Falloon先生」、『日本社会精神医学会雑誌』一五巻、二四三―二四六頁、二〇〇七年。

第3章1　書下ろし

2　水野雅文「〝再施設化〟しない脱施設化を達成するための地域ケア戦略」、『最新精神医学』一〇巻、一八三―一八九頁、二〇〇五年。
3　書下ろし
4　水野雅文「精神科臨床サービスの質を高める諸要因」、『精神科臨床サービス』五巻、一五一―一五五頁、二〇〇五年。
ルブリーカ　水野雅文「〈Researcher's Eye〉アンチスティグマ」、『三田評論』通巻一〇九六号、一〇八一頁、二〇〇六年。

第4章
1　書下ろし
2　水野雅文、山澤涼子「初回エピソード分裂病の未治療期間（ＤＵＰ）と治療予後」、『Schizophrenia Frontier』三巻、三五―三九頁、二〇〇二年。
3　水野雅文「統合失調症の予防に向けて」、『こころの科学』通巻一二〇号、一一八―一二二頁、二〇〇五年。
水野雅文「精神疾患の早期発見と早期治療」、『精神神経学雑誌』一一〇巻、五〇一―五〇六頁、二〇〇八年。
ルブリーカ　水野雅文「〈巻頭言〉医療先進国の精神医療」、『精神神経学雑誌』一一八巻、七三三頁、二〇一六年。

第5章1　書下ろし
2　水野雅文「精神疾患に対する早期介入」、『精神医学』五〇巻、一一七—一二七頁、二〇〇八年。
水野雅文「なぜ早期段階の対応が必要か」、水野雅文編『精神科臨床エキスパート　重症化させないための精神疾患の診方と対応』一—八頁、医学書院、二〇一四年。
3　水野雅文「軽症化への着目と治療戦略の見直し」、水野雅文編『精神科臨床エキスパート　外来で診る統合失調症』一八—二六頁、医学書院、二〇一五年。
ルブリーカ　水野雅文「〈巻頭言〉精神疾患の予防をめざして」、『精神神経学会雑誌』一一六巻、五三九頁、二〇一四年。

第6章1　書下ろし
2　水野雅文「心の健康教育の必要性」、『保健体育教室』通巻三〇一号、一〇—一五頁、二〇一五年。
3　水野雅文「学校教育とメンタルヘルスリテラシー」、『日本社会精神医学会雑誌』二九巻、五四—五九頁、二〇二〇年。
ルブリーカ　水野雅文「〈巻頭言〉高等学校学習指導要領改訂と精神保健教育」、『精神神経学雑誌』一二〇巻、九七九頁、二〇一八年。

■著者プロフィール

水野雅文（みずの　まさふみ）

1961年東京都生まれ。精神科医、博士（医学）。86年慶應義塾大学医学部卒業、92年同大学院修了、93-95年イタリア政府給費留学生としてパドヴァ大学へ留学、同心理学部visiting professor。帰国後、慶應義塾大学精神神経科助手、専任講師、助教授を経て、2006年より東邦大学医学部精神神経医学講座主任教授。

President, International Early Psychosis Association（2014-2016）

Honorary Fellow, World Association for Social Psychiatry

現在、（一社）日本社会精神医学会理事長、（公社）日本精神神経学会理事、日本森田療法学会理事長、東京都精神保健福祉協議会理事長、日本精神保健・予防学会理事、（公財）日本精神衛生会理事、東京都地方精神保健福祉審議会委員など。

著書に、『リカバリーのためのワークブック』（共編著、中央法規出版）、『心の病、初めが肝心』（朝日新聞出版）、『精神科臨床倫理第４版』（共監訳、星和書店）、『精神科地域ケアの新展開』（共編著、星和書店）、『精神疾患の早期発見・早期治療』（共監訳、金剛出版）、『インテグレイテッドメンタルヘルスケア』（共監訳、中央法規出版）ほか。

心のケアの羅針盤

2021年3月10日　第1刷発行

著　者　水野雅文
発行者　川畑善博
発行所　株式会社 ラグーナ出版
〒892-0847 鹿児島市西千石町3-26-3F
電話 099-219-9750　FAX 099-219-9701
URL　https://lagunapublishing.co.jp
e-mail　info@lagunapublishing.co.jp

印刷・製本　シナノ書籍印刷株式会社

定価はカバーに表示しています
落丁・乱丁はお取り替えします

ISBN978-4-910372-02-0　C0047

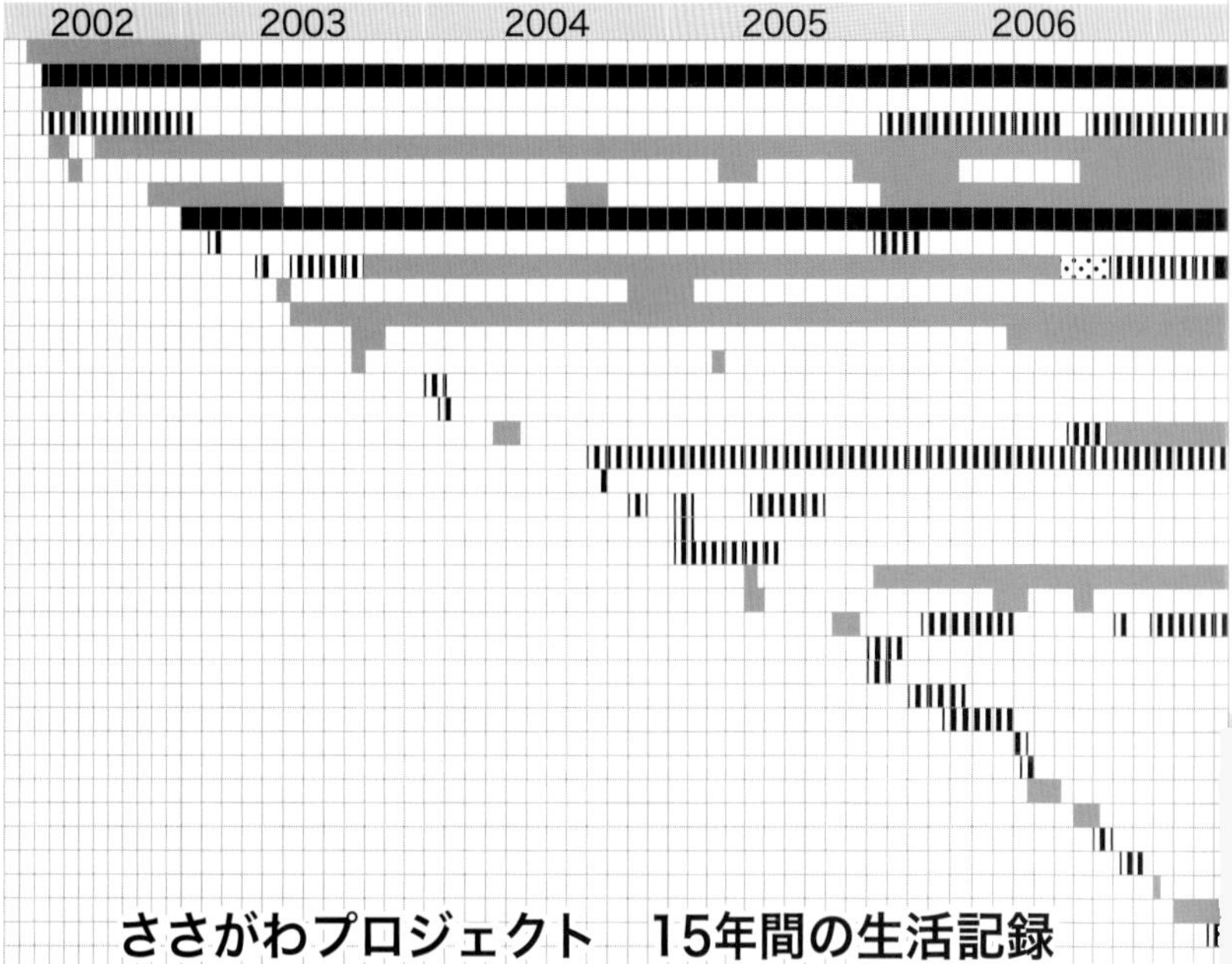

ささがわプロジェクト　15年間の生活記録

78名（退院時平均年齢54.6歳）の参加者の、15年間の経過は次のとおりである。


全生活時間の82.2%を地域で生活した（無色・空白部分）。

14名（18.4%）は理由の如何を問わず、一切の入院をしなかった。

身体疾患による入院を除くと、37名（47.4%）は精神科への再入院をしなかった。

精神症状の悪化のために再入院を要した期間は、全生活時間の9.3%であった。

退院後15年以内に、20名が死亡した（25.6%）。

身体疾患による入院を除くと、

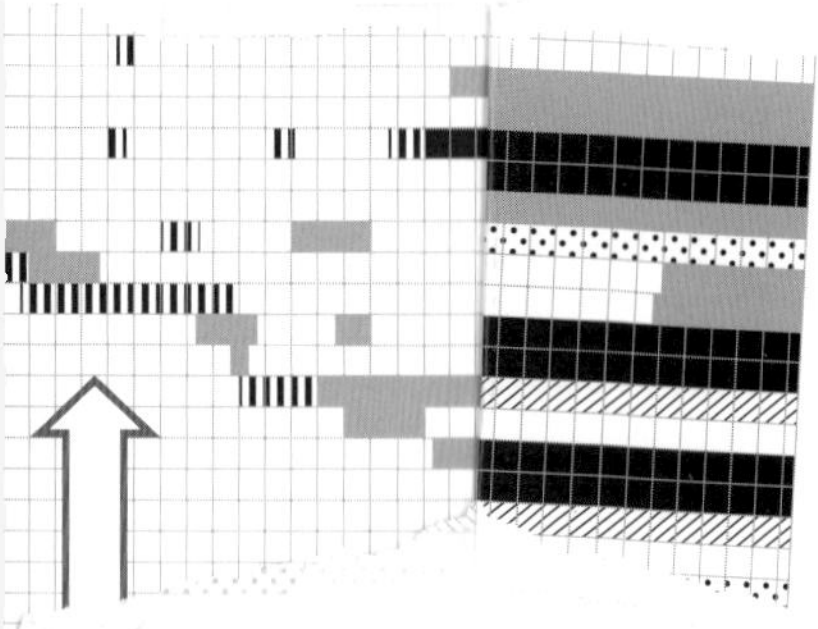